AYUNO INTERMITENTE

PLAN DE ALIMENTACIÓN DE 21 DÍAS.
QUÉ COMER Y LOS TRES ERRORES MÁS
COMUNES QUE TE IMPIDEN TENER UNA
EXCELENTE SALUD Y UN FÍSICO ENVIDIABLE.
¡PIERDE PESO, AHORRA DINERO, SÉ FELIZ!

FABRICIUS MEAL

Copyright - 2020 -

All rights reserved.

The content contained within this book may not be reproduced, duplicated or transmitted without direct written permission from the author or the publisher.

Under no circumstances will any blame or legal responsibility be held against the publisher, or author, for any damages, reparation, or monetary loss due to the information contained within this book. Either directly or indirectly.

Legal Notice:

This book is copyright protected. This book is only for personal use. You cannot amend, distribute, sell, use, quote or paraphrase any part, or the content within this book, without the consent of the author or publisher.

Disclaimer Notice:

Please note the information contained within this document is for educational and entertainment purposes only. All effort has been executed to present accurate, up to date, and reliable, complete information. No warranties of any kind are declared or implied. Readers acknowledge that the author is not engaging in the rendering of legal, financial, medical or professional advice. The content within this book has been derived from various sources. Please consult a licensed professional before attempting any techniques outlined in this book.

By reading this document, the reader agrees that under no circumstances is the author responsible for any losses, direct or indirect, which are incurred as a result of the use of information contained within this document, including, but not limited to, - errors, omissions, or inaccuracies.

TABLA DE CONTENIDOS

El ayuno intermitente es una de las tendencias de salud más demandadas en el mundo. Tiene varios efectos positivos en el cuerpo, como una mejor salud, pérdida de peso y un estilo de vida más simplificado. Se han realizado innumerables estudios para señalar los beneficios del ayuno intermitente en el cuerpo y la mente humana.

Es un patrón de alimentación en el que una persona alterna entre períodos de alimentación y ayuno. A diferencia de otras dietas y planes de alimentación que no especifican qué comer o evitar. Por tanto, no es una dieta en su sentido más estricto. Es más un patrón de alimentación que una dieta convencional. Aunque existen varios métodos intermitentes, algunos de los más comunes son los ayunos diarios de 16 horas o los ayunos de 24 horas dos veces por semana.

Los antiguos recolectores y cazadores de alimentos no tenían la comodidad de los supermercados y refrigeradores. La comida no estaba disponible durante todo el año. A veces, no podían encontrar nada para comer y pasaban días sin hacerlo. El resultado: a través de la evolución, el cuerpo humano se acostumbró a pasar mucho tiempo sin comer.

El ayuno es el propósito del cuerpo. Comer más de 3-4 comidas puede no ser tan natural para el cuerpo humano como el ayuno porque nuestros cuerpos están intrínsecamente conectados para no comer durante períodos largos. Además de esto, la gente también ayunaba por motivos religiosos. Muchas religiones, como el judaísmo, el budismo, el hinduismo y el islam, practican el no comer para limpiar el cuerpo y lograr otros objetivos espirituales/religiosos.

El ayuno intermitente se puede practicar de varias maneras, lo que implica dividir los días de 24 horas de la semana en períodos de alimentación y ayuno. Diferentes personas eligen diferentes métodos en función de lo que les resulte más conveniente o adecuado. Durante estos períodos de ayuno, tú comes poco o nada.

El ayuno intermitente es diferente de la inanición en una forma importante. La única palabra para esta diferencia es control. El hambre es la ausencia involuntaria o forzada de los alimentos. No tiene un propósito ni está controlado. Por otro lado, el ayuno es la suspensión voluntaria de las comidas por motivos espirituales, religiosos o de salud. Hay alimentos a tu disposición, pero eliges deliberadamente no consumirlos durante el período estipulado.

Ayuda a tu cuerpo a quemar el exceso de grasa almacenada. Al contrario de lo que muchas personas creen, el ayuno, cuando se hace correctamente, no es antinatural ni riesgoso a menos que sufras de condiciones médicas específicas y se te haya aconsejado que tengas cuidado. El problema es que la mayoría de las personas no están equipadas con los conocimientos necesarios para ayunar correctamente. Durante el ayuno intermitente, nuestro cuerpo existe en estados duales, es decir, el estado de alimentación y ayuno. En el estado de alimentación, nuestros niveles de insulina se disparan, mientras que en el estado de ayuno, se desploman. El cuerpo humano es para siempre, ya sea almacenando o quemando energía para satisfacer sus necesidades energéticas. Si la duración del ayuno se equilibra comiendo, el peso neto del cuerpo no aumenta.

El ayuno intermitente no es dañino. Se trata de mantener los ciclos funcionales del cuerpo. Como la mayoría de las personas, si participas regularmente en el proceso de comer, continuarás utilizando la energía de los alimentos recién ingresada sin tratar de quemar lo que ya se ha acumulado.

Es raro que tu cuerpo entre en una etapa de ayuno normal. Es una de las razones por las que las personas que practican el ayuno intermitente liberan su grasa corporal sin realizar ningún cambio en la cantidad y en lo que comen, o en sus actividades. Si bien es casi imposible que tu cuerpo entre en un estado de ayuno dentro del horario de ayuno estándar, el ayuno intermitente puede ayudarte a cumplir con tu pérdida de peso y otros objetivos de salud.

CAPÍTULO 1

CONCEPTOS BÁSICOS DEL AYUNO INTERMITENTE (AI)

Antes de probar el ayuno intermitente, primero debes averiguar si funcionará para ti. Primero debes determinar si este patrón de alimentación es apropiado para ti en función de tu peso actual, estilo de vida, tipo de cuerpo y estado de salud.

Ten en cuenta que incluso si tiene muchos beneficios cuando se realiza correctamente, como regular tu glucosa en sangre, controlar tu peso corporal, ganar o mantener masa muscular magra y controlar los lípidos en la sangre, no es adecuado para todos. Si aún no estás seguro, es posible que desees consultar a tu médico primero.

Busca su consejo y que determine si tu salud no se verá afectada drásticamente por tu decisión de probar el ayuno intermitente. Sin embargo, en la mayoría de los casos, el ayuno intermitente parece producir resultados favorables y exitosos para aquellos que tienen lo siguiente o pertenecen en alguno de los siguientes:

- Tener un historial de seguimiento de la ingesta de alimentos y calorías.

- ¿Tienes suficiente experiencia en términos de ejercicio?

- Estar soltero o no tener hijos.

- Tener un compañero que te apoye, alguien que apoye tu decisión de intentarlo.

- Tener un trabajo que te permita tener períodos de bajo rendimiento mientras te adaptas a un nuevo patrón o plan de alimentación.

- Obtener una señal de aprobación de tu médico para probar el AI.

El ayuno intermitente también puede beneficiar enormemente a quienes pretenden perder peso. La pérdida de peso es un factor que alentó a la mayoría de los practicantes de este patrón de alimentación a intentarlo. Ten en cuenta que, si bien algunos pueden beneficiarse significativamente del ayuno intermitente, algunos también deben evitarlo tanto como sea posible. No parece funcionar bien para personas con bajo peso o para tratar trastornos alimentarios del pasado. Sin embargo, aún puedes intentarlo, pero primero debes recibir la autorización de un profesional de la salud.

Tampoco es muy recomendable para:

- Embarazadas.

- Si sufres de Estrés Crónico.

- Si tienes trastorno del sueño.

- Si aún estás nuevo en término de dietas y ejercicios.

Si todavía eres un principiante cuando se trata de hacer dieta y hacer ejercicio, puedes pensar que el ayuno intermitente es la mejor solución si tu objetivo es perder peso. Sin embargo, debes ser lo suficientemente inteligente como para abordar rápidamente primero todas tus posibles deficiencias nutricionales antes de experimentar con esto. Comienza con una plataforma nutricional confiable si realmente te quieres tomar en serio el ayuno intermitente.

Además, recuerda que el hambre es uno de los principales efectos secundarios del AI. Incluso podría hacer que te sientas débil o que disminuya el rendimiento de tu cerebro. Afortunadamente, estos efectos suelen ser solo temporales. Lo más probable es que los experimentes solo mientras tu cuerpo todavía se está adaptando a tus nuevos hábitos y patrones de alimentación.

Sin embargo, si padeces una afección médica, es imprescindible buscar el consejo de tu médico. La opinión de tu médico es aún más importante si tienes diabetes, problemas para regular el azúcar en la sangre y presión arterial baja.

Algo importante para tomar en cuenta sobre el ayuno intermitente es que se jacta de un excelente perfil de seguridad. Ayunar por un tiempo no te causará ningún daño, siempre que estés bien nutrido y saludable en general. Si todavía estás tratando de averiguar si puedes beneficiarte significativamente de él, averigua si cumples con los siguientes criterios:

- Que tu relación con la comida es saludable.

- Que puedes ser capaz de controlar tus hábitos alimenticios una vez hayas empezado a realizar el AI.

- Que Tu agudeza mental y productividad no se ven afectadas por el ayuno.

- Que tengas una buena salud general.

- Que tengas un nivel de estrés bajo o por lo menos que sea manejable.

La mejor manera de determinar si el AI es adecuado para ti es intentarlo por un tiempo. Si aún te sientes bien incluso cuando estás en ayunas y descubres que este enfoque es una solución de alimentación sostenible para ti, puedes verlo como una herramienta verdaderamente poderosa para tu viaje hacia la pérdida de peso.

Incluso puedes usarlo para mejorar tu salud. Además, recuerda que hay ciertos factores en los que debes concentrarte para maximizar sus beneficios, incluidos tus entrenamientos, patrones de sueño y hábitos alimenticios saludables.

Como se mencionó anteriormente, no puedes esperar que el AI funcione para todos. Los principios, patrones y pautas detrás de él no se adaptan también a todos los tipos de cuerpos. Hay tres tipos básicos de cuerpos. Está el mesomorfo, que se caracteriza por una estructura sólida y fuerte.

Quienes tienen este tipo de cuerpo no suelen tener bajo peso ni sobrepeso. Parecen tener formas de cuerpo rectangulares y vienen con posturas erguidas. Los mesomorfos también tienen piernas, brazos, hombros y pecho musculosos, e incluso una buena distribución del peso.

Dado que los mesomorfos no suelen tener problemas para comer lo que quieran porque tienden a perder peso con facilidad, es posible que les resulte más fácil elaborar el plan de dieta perfecto. Sin embargo, también tienden a ganar peso con facilidad. En ese caso, el ayuno intermitente seguramente funcionará para ellos, ya que les permitirá comer lo que quieran durante la ventana de alimentación sin preocuparse de que su peso aumente repentinamente.

Otro tipo de cuerpo que debe tener en cuenta es el endomorfo. Menos músculos y grasas corporales suelen caracterizar el tipo de cuerpo endomorfo. Esta es la razón por la que las personas con este tipo de cuerpo suelen verse suaves y redondas. También tienden a subir de peso rápida y fácilmente.

Sin embargo, ten en cuenta que ser endomorfo no significa necesariamente que ya tengas sobrepeso. Es solo que este tipo de cuerpo tiende a ganar rápido más peso que los demás. También es rápido y fácil para los endomorfos aumentar su fuerza y desarrollar músculos.

Si tienes este tipo de cuerpo, entonces un buen consejo cuando se trata de hacer dieta es tratar de reducir tu consumo de carbohidratos. También es recomendable aumentar el consumo de agua y otras bebidas saludables para una correcta hidratación. Es importante tener en cuenta que los endomorfos responden mejor al ayuno intermitente que los otros tipos de cuerpos.

Con esto en mente, ya no es sorprendente ver si el AI es la solución ideal para los endomorfos que intentan perder peso o mantener un cuerpo en forma. El ayuno intermitente también parece funcionar de manera más eficaz para los endomorfos en función de su tasa metabólica.

El último tipo de cuerpo es un ectomorfo. Puede ver ectomorfos que tienen un cuerpo más delgado y un peso más bajo y extremidades más largas. En comparación con los endomorfos, los ectomorfos tienen un metabolismo más acelerado. No es fácil para ellos ganar músculos, aunque deben realizar ejercicios específicos para mejorar su fuerza.

Si eres un ectomorfo, debes saber que tu metabolismo es diferente al de los endomorfos. En este caso, el ayuno intermitente no es adecuado para tu tipo de cuerpo. Es la razón por la que no es muy recomendable para ellos. En lo que respecta al tipo de cuerpo, parece funcionar más adecuadamente para los endomorfos.

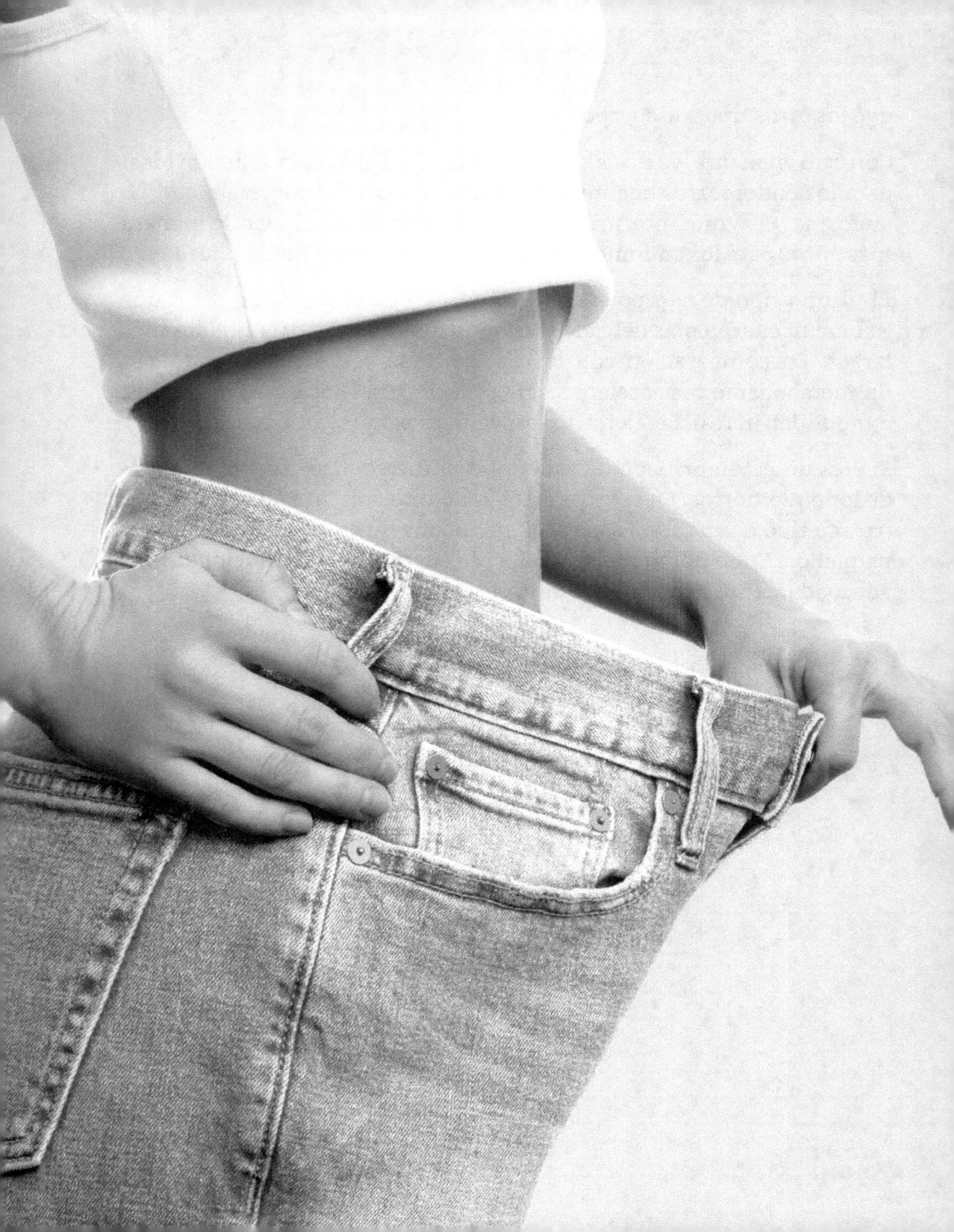

CAPÍTULO 2

Tan importante como incorporar el ayuno en tu estilo de vida, también debe ser preocuparse por lo que quieres obtener del ayuno. Si no estás satisfecho con los resultados, es dudoso que continúes con el cambio de estilo de vida que has iniciado; se desperdiciará toda tu energía.

Al analizar tus objetivos, siempre es recomendable utilizar el acrónimo SMART (Inteligente por sus siglas en inglés):

- eSpecifico

- Medible

- Alcanzable

- Realista

- de Tiempo determinado

Un ejemplo de cómo crear un objetivo SMART para su ayuno funcionaría así:

eSpecífico: necesitas ser más específico. "Voy a perder 10 libras (4.5kg)".

Medible: ¿Cómo te asegurarás de mantenerte al día con esto? "Seguiré rápidamente el 5:2, elegiré lunes y jueves como mis días de ayuno".

Alcanzable: ¿Puedes hacerlo? ¿Será siempre apropiado los lunes y jueves? Si no tienes un plan de respaldo. "El miércoles será mi día de respaldo".

Realista: ¿Podrás ceñirte a las calorías de 500/600 en los 2 días de ayuno? ¿Comerías sano mientras tanto?

De Tiempo o duración determinado: querrás vigilar tu crecimiento; te diriges a tu objetivo. "Me voy a pesar todas las semanas".

Se ha demostrado que hacer objetivos de esta manera tiene ventajas y te ayudará a alcanzarlos. Son mucho más organizados, son posibles y no tienen nada que te detenga. Imprime este conocimiento y guárdalo para usarlo todos los días en un lugar conveniente. Hazte responsable.

Selecciona el mejor momento para comenzar y el número de comidas más efectivo para adaptarse a esto

Una vez que hayas determinado qué programa deseas seguir, deberás determinar las horas más adecuadas para abstenerte de comer. Tendrás que identificar el descanso en torno a tu estilo de vida y trabajo.

La mayoría de los ayunos tienen un dictado sobre cuántas comidas o golosinas debes comer todos los días. Otros son más complejos, dejándote con alternativas. ¿Vas a tener una o dos comidas, o cinco o seis refrigerios? Debido al tiempo limitado y la forma en que solemos trabajar, la mayoría de las personas optan por tener hasta 3 comidas al día. Otro enfoque también es más eficaz, ya que permite al cuerpo la capacidad de digerir los alimentos de manera más eficiente.

Decide que Alimentos Incluir

Una de las preguntas más frecuentes sobre el ayuno es "¿Qué puedo comer?" La mayoría de las dietas no lo dicen, pero en los días sin ayuno, puede ser difícil saber qué implica "comer como de costumbre". También es una lucha en tus días de ayuno para aprovechar al máximo las calorías aprobadas. Aún deseas obtener todo lo que necesitas para poder trabajar correctamente.

Una de las cosas más difíciles a entrenar para ayunar es superar la adicción a la comida. Esto puede ser algo que ni siquiera sabes que tienes, pero a continuación hay una lista de señales que debes buscar:

- Una vez que comienzas a comer ciertos alimentos, terminas comiendo más de lo esperado.

- Aunque ya no tienes hambre, sigues comiendo ciertos alimentos.

- Estás comiendo hasta el punto de sentirte mal.

- Te preocupa no comer ciertos tipos de alimentos o reducir ciertos tipos de alimentos.

- Haces todo lo posible para conseguirlos cuando no hay otras cosas disponibles.

- Comes determinados alimentos con tanta frecuencia o en cantidades tan grandes que empiezas a comer en lugar de estudiar, pasar tiempo con tu familia o realizar actividades recreativas.

- Evitas entornos laborales o sociales en los que determinados alimentos están disponibles por miedo al consumo excesivo.

- Debido a la comida y la alimentación, tienes problemas para desempeñarte bien en tu trabajo o en la universidad.

Esta condición puede ser problemática y puede competir con tu dieta. Suele asociarse con la comida chatarra, pero también se puede asociar con los carbohidratos, lo que también provocará problemas con tu velocidad. A continuación, se ofrecen algunos consejos para ayudarte con esto:

Elimina los alimentos procesados: este tipo de alimentos es tóxico y deshacerse de ellos solo te hará más saludable.

Ten cuidado: será un desafío, por supuesto, pero debes ceñirte a él. Lo peor, pero también lo más gratificante, serán las primeras 48 horas.

Elimina los viejos hábitos: averigua cuándo comes mal y concéntrate en ese momento.

Aumenta la dosis lentamente: no lo hagas demasiado pronto porque tendrás problemas.

Sigue tus necesidades nutricionales: hagas lo que hagas, asegúrate de obtener todo lo que necesitas.

Haz una comida trampa: no te mueras de hambre ni que te resulte más difícil curarte luego.

La dieta cambiará dependiendo de los días que no comas y saber eso te beneficiará a largo plazo. Hacer ejercicio con el estómago vacío tiene muchas ventajas. Éstos incluyen:

- Disminución de la grasa corporal

- Aumento del tono muscular

- Mayor agilidad y consistencia aeróbica

- Potencial para alcanzar tus objetivos de fitness mucho más rápido

- Mejora de la fuerza y el deseo sexual

- Piel más fuerte y menos arrugas

Se recomienda que realices un entrenamiento a intervalos para aprovechar al máximo tu ejercicio. No deberías tener problemas para comer durante los días de ayuno, siempre que programes tus comidas en consecuencia.

Es muy importante recordar que el ayuno no se trata solo de perder peso. También puede ayudarte a desarrollar masa muscular, como lo han demostrado las diferentes dietas incluidas en este artículo. Aquí hay algunos consejos sobre cómo ejercitarse y desarrollar músculo tan rápido como lo hagas:

- Las sesiones de entrenamiento nocturnas te ayudarán a controlar tus calorías.

- Durante el período de recuperación, incluirá proteínas y carbohidratos en tu comida.

- Usa la mayoría de tus calorías, aproximadamente el 60%, para ayudar a tu cuerpo a recuperarse inmediatamente después del ejercicio.

- Come aproximadamente el 20 por ciento de tus calorías diarias antes de hacer ejercicio para darte la fuerza que vas a necesitar (aunque no es esencial como se mencionó anteriormente, pero debería ayudar a desarrollar masa muscular).

- No excluyas todas las grasas; conserva las grasas "saludables" como una parte importante de tu dieta.

- Trata de comer antes de las 5 am; se recomienda comer temprano en lugar de más tarde.

Cuando desarrollar músculo no es el objetivo final, y el ayuno se trata más de quemar grasa, también puedes intentar mezclar ejercicios aeróbicos como ciclismo, surf y atletismo con una de las dietas de ayuno. Para obtener los mejores resultados, se recomienda hacer al menos algo de ejercicio junto con el ayuno. No solo verás que tus esfuerzos funcionan aún más fácilmente, sino que también comenzarás a sentirte mejor y más saludable que antes. Eres libre de elegir un buen régimen de ejercicio, siempre que hagas algo.

Durante todo el tiempo que estés ayunando, hay cosas que debes tener en cuenta para seguir adelante. Éstos incluyen:

- Un día a la vez: No te preocupes demasiado por el futuro, solo reflexiona sobre dónde te encuentras.

- Objetivos: es decir, ten siempre en cuenta tus objetivos de inspiración.

- Recompensas: recompénsate por lograr tus objetivos. Esto te permitirá mantenerte motivado. No es necesario que sean recompensas nutricionales; deberías buscarlo fuera de la caja.

- Nutrición: Considera otros remedios sin nutrición. Debes volver a entrenar el cerebro para disfrutar de bocadillos saludables. Solo toma un poco de tiempo.

- No te dejes atrapar por las reglas: Puede ser inútil depender demasiado de lo que se debe y no se debe hacer.

- No seas demasiado duro contigo mismo: No es el fin del mundo, incluso si cometes errores, continuarás de nuevo en todo momento.

- Prepárate: Si estás comprometido a comer algo de todos tus grupos de alimentos, tu rapidez puede ser mayor. Es posible que solo necesites preparar tus comidas con anticipación.

- Empieza

- Establece tu meta.

- Elije tu objetivo y ténlo en cuenta. Elije un plan de ayuno basado en tu objetivo y estilo de vida.

- Haz tu promesa.

- Asegúrate de ceñirse a él una vez que se haya fijado en un tempo esporádico. Haga lo que sea necesario para asegurarse de no salirse del camino, incluso si eso significa decírselo a alguien y asegurarse de que lo haga responsable.

- Preparar y planificar.

- Ponlo todo en orden. Asegúrate de no retener nada. Una vez que el ayuno esté integrado en tu rutina diaria, será más suave, pero los primeros días y semanas serán donde se encuentre el mayor desafío.

Asegúrate de poder relajarte según sea necesario, pero tienes suficiente diversión para seguir adelante.

- Almacena.

- Asegúrate de tener en tus alacenas toda la comida que vas a necesitar. No querrás renunciar a esas excusas. Esto también se refiere a las instalaciones para los entrenamientos.

Líquidos para tomar durante el ayuno

Durante el ayuno, solo se pueden consumir ciertos líquidos como; agua, té y café (caliente o helado) y caldo casero.

Agua: Los beneficios del agua no pueden exagerarse, por lo que debes beber agua con frecuencia durante el día cuando ayunes. Puedes añadir:

- Rebanadas de otras frutas (nunca coma la fruta ni consuma jugo de fruta)

- El vinagre de sidra de manzana crudo o sin filtrar es mejor

- Limón

- Sal del Himalaya

- Chía y linaza molida (mezcla una cucharada en una taza de agua)

- Endulzante en polvos o líquido.

Café: Se permite consumir hasta seis tazas de tu café favorito, con cafeína o descafeinado. Es preferible el café negro, pero solo se le permite agregar una cucharada de ciertas grasas por cada taza de café que tomes. También puedes tener un cambio tomando café helado sin azúcar. Prepara tu café y luego refrigéralo o agrega cubitos de hielo.

Té de Hierbas: No hay límite en la cantidad de tés de hierbas que puede consumir durante su período de ayuno. Algunos tés de hierbas pueden ayudar a suprimir el apetito y reducir los niveles de azúcar en sangre.

Caldo Casero: Es normal que experimentes algo de mareo durante los primeros días de ayuno. Esto es causado por la deshidratación y los bajos niveles de electrolitos, y puede reducirse tomando un buen caldo casero. Tanto las verduras como el caldo hecho con carne, pescado o huesos funcionarán. El caldo de huesos es muy beneficioso porque contiene un ingrediente esencial llamado gelatina, que es muy bueno para personas con artritis u otros problemas articulares. No hay limitación de caldo que puedas consumir durante el día de ayuno.

CAPÍTULO 3

AYUNO INTERMITENTE Y ENVEJECIMIENTO

Además de la pérdida de peso y grasa, el ayuno intermitente continúa ganando terreno debido a sus beneficios anti-envejecimiento. Los protocolos de ayuno a corto plazo en los que no se consumen calorías durante al menos 16 horas ofrecen muchos beneficios independientes. Estos micro-ayunos apoyan la salud metabólica al reducir los niveles de insulina, mejorar el control glucémico y controlar el peso corporal.

Otros beneficios del ayuno incluyen una mayor señalización del Factor Neurotrófico Derivado del Cerebro (BDNF por sus siglas en inglés), apoyo cardiovascular y menor riesgo de recurrencia del cáncer. Por otro lado, los ayunos prolongados de más de 48 horas estimulan diferentes cambios fisiológicos que presentan beneficios únicos del ayuno en áreas funcionales que incluyen envejecimiento saludable, longevidad y fortaleza inmunológica.

La restricción de calorías es una de las intervenciones más eficaces para combatir el envejecimiento. La restricción calórica tradicional suele reducir las calorías entre un 20 y un 40%. Eso no se recomienda para el rendimiento y no es popular entre los hackers biológicos debido a la distracción mental que conlleva.

La vida útil se refiere a la duración del tiempo que vivimos. Por otro lado, la duración de la salud es la cantidad de tiempo que está funcional y saludable y no solo vivo. La restricción de calorías influye y es valiosa tanto para la salud como para la vida. Desafortunadamente, es común centrarse en el detrimento de la duración y calidad de tu vida dentro del espacio de longevidad y envejecimiento. Por el contrario, el tiempo que permaneces funcional y saludable está relacionado con una mejor calidad de vida. La duración de la salud puede estar mediada por varios factores que incluyen intervenciones dietéticas e interacciones sociales. Es más valioso enfatizar la duración de la salud que la esperanza de vida.

Acumulación de daños Vs. Envejecimiento programado

Existe un debate entre la importancia de la acumulación de daños y el envejecimiento programado. Incluso entonces, es esencial reconocer la complejidad del sistema humano para comprender los debates fisiológicos. El envejecimiento programado tiene que ver con los cambios en la forma en que los genes se expresan en el envejecimiento. Algunos de estos cambios están sobreexpresados, mientras que otros están infraexpresados. La acumulación de daños se caracteriza por daños mitocondriales y celulares a lo largo del tiempo. Tanto la acumulación de daño como el envejecimiento programado ocurren a nivel celular, cada uno amplificando los efectos del otro. Aquí hay tres formas en que el ayuno intermitente te ayuda a vivir más tiempo:

Hormesis

La evidencia ha demostrado que el ayuno intermitente regular ayudará a las células a ser más resistentes a cualquier forma de estrés celular. La resiliencia celular es causada por el proceso de hormesis, que simplemente describe las respuestas biológicas al estrés. Un poco de estrés por el ayuno diario puede ayudar a evitar efectos negativos y, en cambio, producir respuestas biológicas positivas que aumentan la resiliencia al estrés oxidativo.

Su cuerpo se ve privado de glucosa por el consumo de proteínas y carbohidratos cuando está en ayunas. El cuerpo prefiere extraer energía de la glucosa, pero esto cambia cuando ayunas. Descompone la grasa almacenada en el hígado que se convierte en cetonas, una fuente de energía disponible en ausencia de glucosa. Las cetonas se transportan a las mitocondrias, donde se utilizan como combustible para los músculos, el corazón y el cerebro. Incluso entonces, ciertas partes de su cuerpo no pueden utilizar cetonas y solo requieren glucosa. Esta glucosa se suministra al descomponer las proteínas y las grasas glicerol a través de la gluconeogénesis. Las cetonas tienen algunos beneficios anti-envejecimiento. Tomemos el ejemplo de la enfermedad de Alzheimer.

El ayuno desencadena la autofagia

El proceso de autofagia ralentizará la capacidad de reciclar las células que están bajo estrés. El ayuno activa y aumenta la autofagia, lo que ralentiza la tasa de envejecimiento a medida que el cuerpo está preparado para combatir el estrés. Cuando estás en ayunas y tus niveles de insulina bajan de manera efectiva, aumenta la autofagia.

En general, el ayuno intermitente es una intervención simple que tiene profundos beneficios que van más allá de la pérdida de peso. Cuando comes dentro de una ventana definida todos los días, activas varias vías anti-envejecimiento. En definitiva, también debes tener en cuenta otros factores como una alimentación saludable y una hidratación adecuada.

CAPÍTULO 4

Una de las razones por las que muchas personas en todo el mundo están teniendo éxito con el ayuno intermitente es que hay una variedad de métodos que se han desarrollado a través del estudio y la experiencia para satisfacer una variedad de deseos de salud y lograr una serie de objetivos de bienestar personal. Esto te dará una mirada más cercana al método de ayuno intermitente más popular, estudiado y probado para ser efectivo, cómo funcionan y para quiénes funcionan mejor.

Método 16/8

El método de ayuno 16/8 es, sin duda, uno de los métodos de ayuno intermitente más populares. Esta es la forma más fácil de lograr tus objetivos de pérdida de peso que ha estado considerando durante meses.

Este método no requiere mucha planificación. Es muy fácil de seguir y los resultados son visibles desde una etapa temprana. Ya sea que haya estado luchando con algunos kilogramos adicionales o buscando una transformación completa, este método es para ti.

Este método implica un período de ayuno de 16 horas, durante el cual no se consumen calorías de ninguna forma. No se permiten sólidos o líquidos que contengan calorías. Durante las dieciséis horas, sin embargo, puedes beber tanta agua como necesites. Este es el seguido de ocho horas de consumo de calorías. Una vez que se complete este ciclo, puedes repetirlo con la frecuencia que desees. Recuerda, hidrátate y come alimentos ricos en nutrientes para mantener tus niveles de actividad diaria.

El ayuno intermitente ayuda a perder peso al crear una oportunidad para la restricción de calorías. Perderás peso cuando gastes más energía de la que consumes a diario.

La belleza del método 16/8 radica en el hecho de que pasas gran parte de tu período de ayuno durmiendo. Esto te impide darte el gusto y te distrae del hecho de que puedes sentir un poco de hambre. Cuando no hay ningún nutriente fresco y consumido disponible, el cuerpo tiene que movilizar las fuentes de energía almacenadas en el cuerpo. Para que el cuerpo pueda hacer esto, necesita energía activa. Por lo tanto, utiliza algo de energía para alcanzar la glucosa y la grasa almacenadas en tus células.

Esto tiene dos efectos importantes. En primer lugar, utiliza todos los carbohidratos disponibles y evita que estos carbohidratos se almacenen como grasa. En segundo lugar, moviliza la grasa almacenada en tus células, lo que en esencia conduce al proceso de quema de grasa. La combinación de menor almacenamiento de grasa y mayor quema de grasa conduce al efecto de pérdida de grasa deseado.

El ayuno intermitente, además de lo mencionado anteriormente, tiene un efecto estimulante sobre el metabolismo. Los estudios han demostrado que el ayuno intermitente afecta tu apetito y tiene un impacto estabilizador sobre las hormonas que controlan tu tasa de quema de grasa.

Por qué el método 16/8 es tan eficaz

El método 16/8 es una de las formas más efectivas de ayuno intermitente. La razón principal de esto es que es uno de los métodos más fáciles de utilizar. Es simple y no requiere mucha preparación.

Combina el ayuno con la comodidad y las palabras "coma lo que quiera durante ocho horas" y tendrás un método ganador. La mayor parte del ayuno generalmente se realiza mientras duermes. Esto actúa como una distracción para el dolor de hambre que podría estar sintiendo. Crea un horario ocupado para usted, duerme un poco y omite el desayuno. Es la hora del almuerzo y tu ayuno de dieciséis horas ha terminado.

Esta forma de ayuno es una de las menos restrictivas. No tiene muchas reglas y aun así genera excelentes resultados. Este método se puede ajustar para adaptarse a tu estilo de vida y nivel de actividad. Este método es para todos.

Cómo prepararlo

La parte más importante de su ayuno no es necesariamente el plan de alimentación o el marco de tiempo, sino más bien la preparación para el proceso. Asegúrese de prepararse para el proceso que se avecina. Comprenda lo que se espera de usted y cómo funciona.

Planifica tus días. Este proceso puede ser un desafío físico y mental. Si entras en este proceso con una mente abierta y un plan adecuado, tendrás éxito.

Lo importante a considerar es que el ayuno no es una dieta. El ayuno puede y debe convertirse en parte de tu vida. Utiliza esto como una prueba para aprender nuevos hábitos y mejorar tu estilo de vida.

Otro punto clave a considerar es que las cosas buenas llevan tiempo. Tómate unas semanas para adaptarte. No te rindas demasiado pronto, será más fácil y verás resultados.

Preparación física

Durante tu preparación física, primero debes decidir dentro de qué tiempos consumirá tus calorías. Aquí debes considerar tu horario. A qué hora te despiertas, cuándo almuerzas habitualmente y a qué hora te acuestas. Necesitas un espacio de ocho horas en el que puedas consumir alimentos cómodamente.

Por lo general, las personas optan por omitir la primera comida del día. Por ejemplo, consume tu última comida a las 7 pm el jueves, y esto significa que tu siguiente comida y la primera comida del viernes tendrán lugar a las 11 am. Si eliges hacer esto durante un período prolongado, esta será tu ventana para comer. Podrás consumir alimentos entre las 11 am y las 7 pm todos los días.

Puedes elegir tu última comida a las 8 pm, lo que significa que tu primera comida tendrá lugar a las 12 pm. Tu ventana diaria para comer, por lo tanto, es de 12 pm a 8 pm todos los días. Considera tu horario y elije un horario conveniente.

Si prefieres desayunar, puedes consumir tu comida de desayuno en cualquier momento siempre que se ciña a una ventana de ocho horas. Si eliges desayunar a las 8 am, tu última comida será a las 4 pm del mismo día. Esto servirá como tu ventana diaria durante el tiempo que elijas para seguir este proceso.

Después de decidir tu menú de alimentación, debes abastecerte de algunos alimentos saludables y nutritivos. Asegúrate de tener comida a mano para evitar buscar opciones poco saludables cuando te sientas hambriento después de tu ayuno. Planifica lo que te gustaría que fuera tu primera comida.

Si tienes tiempo y no te importa comer las sobras, prepara algunas comidas con anticipación. Asegúrate de que sea nutritiva y esté disponible cuando tengas hambre. Esto evitará que comas en exceso y controlarás los antojos.

Preparación Mental

El ayuno puede afectar tu salud mental, especialmente si es la primera vez que pruebas algo como esto. La preparación mental te ayudará a superar esto con facilidad.

Lo más importante es tener un objetivo en mente. Escríbelo y compruébalo tú mismo. Visualizar tu progreso te ayudará a mantenerte positivo en los días difíciles.

Tienes que saber en lo que te estás metiendo. Antes de embarcarte en este viaje, comprende que puede ser un desafío y que puedes fallar algunas veces. Cepilla y vuelva a intentarlo. Un pequeño contratiempo no significa que no puedas alcanzar tu objetivo. Seguir avanzando.

Encuentra algo o alguien que te motive y cuéntale sobre tu viaje. Haz que un amigo te acompañe. Pueden hacerse responsables mutuamente, luchar juntos y ser la motivación de los demás. Todas las cosas buenas de la vida toman tiempo. ¡Se paciente!

CAPÍTULO 5

TIPOS DE AYUNO INTERMITENTE: LA DIETA 5:2

La dieta 5: 2 es una dieta restrictiva en calorías que incluye ayuno intermitente y modificado. Cinco días a dieta, comes lo que quieras (los días de alimentación) y durante dos días, haces un ayuno modificado (los días de ayuno). Los dos días de ayuno modificado no deben realizarse de forma consecutiva.

Si deseas comprometerse con la dieta 5: 2, asegúrate de consultar a tu médico primero. Hay algunas personas a las que el ayuno puede dañar, como las mujeres embarazadas, las personas con inmunidad comprometida, las que ya tienen bajo peso, los niños, los adolescentes y las personas con antecedentes de trastornos alimentarios.

Los días de ayuno

Antes de comenzar la dieta 5:2, debes decidir qué dos días no consecutivos de la semana deseas designar como días de ayuno. Estos días incluirán el ayuno modificado, donde reducirá tu ingesta de calorías a aproximadamente una cuarta parte de las calorías que normalmente consumirías en un día.

Las mujeres pueden consumir 500 calorías en los días de ayuno.

Los hombres pueden consumir 600 calorías en los días de ayuno.

El Dr. Michael Mosley decidió ayunar los lunes y jueves. Estratégicamente quería días laborales en los que fuera menos probable que pensara en la comida.

En los últimos días, normalmente dividía sus 600 calorías permitidas entre el desayuno y la cena. Por lo general, desayunaba alrededor de las 7:30 am, que consistía en un par de huevos revueltos y jamón, unas 300 calorías.

A lo largo del día, bebía mucha agua, té negro y café negro hasta la noche.

A las 7:30 pm comía una cena de 300 calorías que consistía en muchas verduras frescas y una rodaja de salmón. Al modificar el ayuno, permitió que su cuerpo tuviera aproximadamente dos períodos de ayuno de 12 horas en un día de 24 horas. Mosley cree que esta es la forma más sencilla y manejable de ayuno modificado en los días de ayuno.

Puede ajustar su alimentación en los días de ayuno a lo que funcione mejor con su horario, pero los estudios han demostrado que un largo período de ayuno puede ser más efectivo que dividir sus 500 o 600 calorías en un par de comidas y un pequeño refrigerio entre ellas.

El ayuno durante períodos prolongados (más de 12 a 14 horas) puede ser perjudicial para la salud y solo debe realizarse bajo supervisión médica. Las ráfagas cortas de ayuno intermitente, como se sugiere en la dieta 5:2, son ideales y complementan su salud. Tenga cuidado de no excederse en el ayuno. Haz solo lo que recomienda la comida 5:2.

Durante cinco días a dieta, se le permite comer lo que quiera. Aquí es donde la mayoría de la gente comienza a cuestionar la efectividad de la dieta 5:2. ¿Por qué? Porque no parece razonable poder comer lo que quieras y aun así perder peso.

¿Quién puede hacer el plan de dieta de Ayuno Intermitente 5:2?

Al igual que todas las otras técnicas de dieta que existen, esta también debe realizarse con cuidado. Es un simple control sobre la ingesta de alimentos, pero aún conlleva riesgos si no estás sano o sufres una afección. Las mujeres embarazadas y las madres lactantes son uno de los grupos de riesgo que deben evitar el plan de dieta 5:2. Esto se debe a que la futura madre debe proporcionar nutrientes para ella y para el feto que lleva. El feto se enfrenta a la desnutrición durante esta etapa y puede causar complicaciones en el embarazo. También produce mareos, lo que podría provocar una lesión física que también podría causar problemas de embarazo.

Las personas que tienen diabetes tipo 1 también deben evitar esta dieta porque provoca cambios profundos en los niveles de glucosa en sangre durante el día de ayuno. Los diabéticos ya tienen un nivel bajo de insulina dentro de sus cuerpos para regular cambios repentinos en las concentraciones de glucosa. Por lo tanto, se desaconseja que utilicen el plan de dieta 5:2.

Otra población que debe mantenerse alejada del plan de dieta 5:2 son las personas que tienen una condición médica crónica o aguda. En este caso, es más fácil para un médico especialista identificar si puede o no seguir este plan de dieta. Pueden ayudarlo a planificar el plan de dieta perfecto o modificar la política de 5:2 para satisfacer mejor sus necesidades sin arriesgar su vida.

Algunas personas argumentan que reducir las calorías de manera tan drástica puede ser perjudicial para el cuerpo. Sin embargo, ese no es el caso y, a menos que forme parte del pequeño grupo de riesgo mencionado anteriormente, puedes seguir este plan de dieta. En realidad, se ha demostrado que el ayuno ayuda al cuerpo. Ayuda al cuerpo a repararse y limpia todos sus sistemas circulatorios. Los beneficios para la salud muestran cuán efectiva puede ser la dieta 5:2 para mejorar la condición general de tu cuerpo. No debes preocuparte por la drástica reducción de calorías durante el día de ayuno porque nuestros cuerpos están diseñados para lidiar con esta situación. La dieta 5:2 ya ha demostrado ser tan eficaz como las técnicas de dieta regular y con una mayor tasa de éxito.

El plan de dieta es simple y relativamente fuerte, pero es aconsejable que tengas cuidado, especialmente durante los primeros días de ayuno. La mayoría de las personas descubren que los dolores de hambre son el único problema que enfrentan durante el día de ayuno. La mayoría de ellos confirman que no se sienten mareados ni letárgicos durante el día y que después de un tiempo, los dolores de hambre también desaparecen. Ten cuidado con lo que haces durante las primeras semanas y controla cómo reacciona tu cuerpo al plan de dieta.

Puedes y debes hacer un poco de ejercicio suave durante los días de ayuno, ya que ayuda al cuerpo a quemar la grasa almacenada. Esto aporta más energía a tus músculos y te hace sentir más activo. Sin embargo, se debe evitar el ejercicio extremadamente intenso durante los días de ayuno. Siempre debes escuchar a tu cuerpo y detenerte cuando comiences a sentir dolor o te canses demasiado para continuar. No debes intentar llevar tu cuerpo más allá de sus límites mientras estás ayunando. Y aunque hagas ejercicio durante el día de ayuno, no puedes agregar calorías a tu límite de 500 o 600 Kcal como compensación por tu entrenamiento.

Otro riesgo asociado con los planes de dieta es la posibilidad de desarrollar trastornos alimentarios. Ten en cuenta tus hábitos alimenticios para detenerte de inmediato si sientes que estás perdiendo el control. Los trastornos alimentarios pueden variar desde no comer lo suficiente hasta comer en exceso. Comer las 2000 calorías de una sola vez también se considera un trastorno alimentario y debería ser una señal para que dejes tu dieta y busques ayuda profesional.

Este plan de dieta 5:2 es tan simple y fácil de seguir que no tiene sentido mantener sus cuerpos sanos solo porque han logrado la pérdida de peso deseada.

CAPÍTULO 6

TIPOS DE AYUNO INTERMITENTE: EAT, STOP, EAT (COME, PARA, COME)

El programa Eat, Stop, Eat no es un programa de ayuno diario, y principalmente te alienta a ayunar solo una vez por semana. El período de ayuno, en este caso, sería de solo 24 horas, lo que puede sonar un poco aterrador para algunos de ustedes.

El ayuno de 24 horas es uno de los programas más populares practicados por diferentes personas en todo el mundo. Fue desarrollado por Brad Pilon, quien tuvo la brillante idea de nombrar este programa muy simple: Eat, Stop, Eat.

Hay muchos especialistas y personas que pueden estar de acuerdo en que este programa es el más fácil, y quizás debería ser el primer programa de ayuno intermitente probado por principiantes. Algunas personas pueden estar pensando en probar más programas de AI, pero es necesario que te familiarices con el AI; tomarlo con calma porque podrás lidiar mucho más fácilmente con posibles síntomas como hambre, dolores de cabeza y mareos.

El programa Eat Stop Eat es quizás el método más accesible y popular para la mayoría de los entusiastas del ayuno intermitente. A algunas personas les gusta ayunar por completo un día a la semana, de vez en cuando. Otros son más ambiciosos y pueden querer probar el ayuno de 24 horas dos o tres veces por semana. Este programa no requiere programación ni reglas especiales. Solo tienes un control: elige el día que quieres ayunar.

Al igual que cualquier otro programa de ayuno intermitente, este no menciona nada sobre un plan de alimentación en particular, y puedes comer lo que quieras, siempre que respetes la única regla que tiene. Supón que planeas probar este programa (o cualquier ayuno intermitente). En ese caso, es posible que debas tomarte las cosas con calma con la ingesta de calorías, ya que probablemente desees perder algo de peso o incluso experimentar algunos otros beneficios para la salud del ayuno intermitente.

Una de las mejores ventajas del ayuno de 24 horas es que tienes muchos días de alimentación, por lo que, en otras palabras, tu cuerpo no carecerá de macronutrientes para funcionar correctamente y estar energizado. Como todos los demás programas de ayuno intermitente, la mejor manera es hacer ejercicio con el estómago vacío. Algunas personas prefieren solo unos pocos ejercicios para estar en forma (como abdominales o lagartijas), mientras que otras prefieren trotar, nadar o hacer ejercicio en el gimnasio temprano en la mañana.

Aún debes ingresar al estado de ayuno (diariamente) para encontrar el mejor momento para hacer ejercicio. Entonces, ¿por qué no tener un período de alimentación de diez horas? Digamos de 9 am a 7 pm. Esto no suena demasiado duro. Todavía puedes tener tres comidas principales por día, y también puedes ingresar a estado de ayuno para hacer ejercicio todos los días, inmediatamente después de las 7 am. Puedes ir al gimnasio temprano en la mañana si tienes la última comida a las 7 pm y comenzar a entrenar después de las 7 am. Por lo general, una sesión de entrenamiento típica no debe durar más de 75 minutos, por lo que esto puede darte suficiente tiempo para ducharte, tomar un desayuno consistente (después de las 9 am) y comenzar a trabajar.

Pero ¿qué pasa con el día de ayuno? ¿Puedes hacer ejercicio durante ese día? Es muy recomendable hacer ejercicio durante ese día. El entrenamiento puede darte el impulso de energía que necesitas para el día, además te sentirás mucho mejor y más ágil, ya que no sentirás que el tejido graso te frena.

Cuando estés en este programa, es mejor encontrar una manera de trabajar todos sus grupos de músculos. Puedes trotar para quemar calorías, pero no entrenará todos tus músculos. Sin embargo, la natación sí, y tienes mucho equipo en tu gimnasio local para ejercitar todos los músculos de tu cuerpo. La natación puede ser una forma agradable de obtener la masa magra que siempre has deseado, pero si vas a aumentar de tamaño y desarrollar músculos, deberás hacer ejercicio en el gimnasio.

CAPÍTULO 7

BENEFICIOS DEL AYUNO INTERMITENTE

Hay muchos beneficios que puedes obtener una vez que elijas comer en ayunas intermitentes. Cuando adoptas el estilo de vida de ayuno irregular, independientemente del estilo de esta dieta que decidas comer, obtendrás muchos beneficios increíbles. Si bien algunos de estos beneficios son fieles a otras dietas, no son tan convenientes o saludables de lograr. Muchas dietas requieren contar calorías específicas, planes de comidas o elecciones de alimentos para ser consideradas válidas. Con la dieta de ayuno intermitente, no tienes que preocuparte tanto por nada de eso. Como resultado, es una dieta mucho más flexible y placentera que te permite seguir comiendo.

Además de la conveniencia y la flexibilidad, existen otros beneficios que puedes obtener. Desde una probabilidad reducida de contraer enfermedades y dolencias hasta ayudarte a curarte de las lesiones a mayor velocidad, hay mucho que esperar de la dieta de ayuno intermitente.

La manera más saludable de perder peso

El ayuno intermitente es la forma más saludable para que las personas pierdan peso. Como resultado de la flexibilidad de esta dieta, aún puedes seguir consumiendo todo lo saludable para ti. Cualquier consideración dietética que deba adaptarse se puede tener en cuenta rápidamente y contabilizarla con el ayuno intermitente. Esto hace que sea fácil y sin esfuerzo cuando se trata de perder peso.

A diferencia de otras dietas, no hay restricciones de calorías ni pasar hambre con la dieta de ayuno intermitente. No experimentarás ninguna sensación de hambre o sensación de que no estás obteniendo lo suficiente. Mientras que otros alimentos a menudo no se mantienen por mucho tiempo, lo que resulta en prácticas poco saludables de dietas "yo-yo", el ayuno intermitente puede serlo. Esto significa que la comida no solo es más saludable sino también más sostenible.

Cuando estás comiendo la dieta de ayuno intermitente, puedes esperar perder grasa específicamente. Esta dieta te ayuda a deshacerte de las grasas no deseadas en tu cuerpo que pueden ser rebeldes y resistentes a otros alimentos. El ayuno intermitente es más saludable y efectivo para ayudarte a alcanzar tus objetivos de pérdida de peso.

Te ayuda a sanar más rápido

Cuando tus células tienen más facilidad para recuperarse y tu cuerpo está expuesto a menos estrés, le resulta más fácil curarse más rápido. Esto significa que cada vez que ejerzas un esfuerzo físico sobre tu cuerpo, puedes esperar tratar menos de esa experiencia.

Esto es beneficioso por muchas razones. Puedes aumentar tu salud más rápido cuando te curas más rápido. Las actividades como hacer ejercicio y levantar pesas requieren que tu cuerpo se tome un tiempo de inactividad para recuperarse. Cada vez que estés buscando aumentar tu fuerza muscular, experimentarás desgarros en tus músculos. Luego, el tejido muscular se cura y vuelve a crecer en mayor cantidad. Esto es lo que conduce al crecimiento muscular. También es lo que provoca dolor después de hacer ejercicio.

Cuando comes de acuerdo con la dieta de ayuno intermitente, mejoras tu capacidad para curarte de este tipo de daño. Esto significa que puedes ganar músculo más rápido y sin dañar tu salud en general.

Además de la curación intencional que se requiere después de actividades como el ejercicio, también te resultará más fácil curarte de otras dolencias físicas. Por ejemplo, si sufres una lesión accidental, tu cuerpo tendrá más facilidad para curarla que si tuvieras una mala salud. Debido a que tu cuerpo tiene una capacidad mejorada para reparar células, puedes esperar curarte mucho más rápido de cualquier lesión que puedas experimentar.

Puedes mantener una apariencia más juvenil

Las reparaciones celulares mejoradas y la expresión genética son excelentes para la curación, pero también son excelentes para mantener una vitalidad juvenil. Cuando estas funciones mejoran para ti, también mejora la capacidad de tu cuerpo para mantener una piel, cabello, uñas y otras características corporales más saludables. Esto significa que puedes mantener una apariencia más juvenil ajustando tu dieta y comiendo en ayunas intermitentes.

Además de lucir realmente más joven, también puedes disfrutar de la experiencia de sentirte más joven. Las personas que consumen la dieta de ayuno intermitente informan que sienten mayores niveles de energía. Como resultado, pueden empezar a disfrutar de la vida con una mayor vitalidad. Esto significa que puedes disfrutar de todas las actividades que te has perdido por falta de energía y mala salud, como bailar y pasar tiempo disfrutando de la vida con tus seres queridos.

Reduce tu riesgo de contraer enfermedades

Cuando tu sistema inmunológico funciona de manera óptima y todas tus funciones corporales mejoran, puedes disfrutar de un menor riesgo de contraer enfermedades. Como ya sabes, la dieta de ayuno intermitente previene enfermedades como la diabetes tipo 2, el Alzheimer y el cáncer. Sin embargo, esta dieta también puede ayudarte a prevenir otras enfermedades potenciales.

Se ha demostrado que consumir la dieta de ayuno intermitente nivela la presión arterial, reduce el colesterol malo, reduce los marcadores inflamatorios y reduce los niveles de azúcar en la sangre que puedes esperar tener una mejor salud cardíaca. También trabajas para prevenir enfermedades cardíacas al comer de esta manera.

Los casos reducidos de marcadores de inflamación también significan que la dieta de ayuno intermitente también puede ayudarte a prevenir o curar los síntomas de enfermedades como la fibromialgia. También pueden ayudarte a curarte del síndrome de fatiga crónica y otras afecciones que generalmente están relacionadas con una mala salud interior.

Reduce la inflamación y el estrés físico

Se sabe que la dieta de ayuno intermitente elimina los radicales libres de tu cuerpo. Esto significa que es menos probable que experimente inflamación crónica y estrés físico debido a la alimentación y la nutrición.

Para muchas personas, la inflamación crónica y el estrés físico derivado de la alimentación pueden ser la causa principal de muchos síntomas físicos. A menudo, las personas no son diagnosticadas pero continúan experimentando síntomas frustrantes como dolor, hinchazón, dolores de cabeza y problemas metabólicos cuando experimentan inflamación crónica. Puede provocar frustración, desesperanza e ira cuando se trata de intentar retomar un estilo de vida saludable y activo. El ayuno intermitente puede ayudarte a superar estos síntomas si son causados por inflamación crónica o estrés físico.

Puede extender tu vida útil

El ayuno intermitente ha demostrado en algunos estudios que puede prolongar tu vida útil. Muchas personas se encuentran viviendo vidas más cortas con peor calidad de vida como resultado de una mala salud. Las enfermedades y las dolencias matan a muchas más personas cada año que la vejez o las causas naturales. Usar la dieta de ayuno intermitente puede ayudarte a prevenir estas enfermedades y dolencias para que puedas vivir una vida más larga, saludable y natural.

La dieta de ayuno intermitente se probó en ratas de laboratorio, pero aún no se probó en humanos. Algunos estudios mostraron que las ratas vivían hasta un 83% más que las que no ayunaban. A pesar de que esta evidencia específica aún no se ha probado en humanos, existe mucha evidencia que sugiere que los factores que impiden una vida más larga y saludable se pueden evitar con el ayuno intermitente. Por lo tanto, podemos asumir que el ayuno intermitente también puede ayudar a los humanos a vivir vidas más largas y saludables.

Estimula tu sistema inmunológico

El ayuno intermitente también puede hacer que esperes tener un sistema inmunológico mejorado. Esto se debe a la reducción del estrés físico, el aumento de la capacidad de reparación celular, la pérdida de peso y otros beneficios que obtienes del ayuno intermitente.

Tu sistema inmunológico fortalecido te apoyará para evitar que experimentes afecciones de salud a largo plazo, como diversas enfermedades y dolencias. También te ayudará a prevenir la contracción de enfermedades menos peligrosas como el resfriado común y la influenza. Puedes disfrutar de la vida y pasar menos tiempo enfermo.

CAPÍTULO 8

PLAN ALIMENTICIO DE 21DÍAS

El ayuno debe modificarse para adaptarse a tu vida. No deberías tener que cambiar tu vida personal y social para adaptarte a un estilo específico de ayuno intermitente. El progreso a corto plazo es relevante, el éxito real siempre llega a mediano o largo plazo y tenlo en cuenta al aventurarte en este viaje de ayuno.

Para cubrir los planes de comidas para los diferentes tipos de ayunos, comienza a hacerte estas preguntas esenciales:

¿A qué hora del día eliges la mayoría de tus comidas?

¿Prefieres ayunos frecuentes y más modestos o poco frecuentes y más prolongados?

Existen muchas estrategias alternativas para asegurarte de llegar a un estilo de ayuno o posiblemente una combinación de métodos que te funcione mejor.

TIEMPO DE AYUNO	16 HORAS
TIEMPO PARA COMER	8 HORAS
CALORÍAS PERMITIDAS DURANTE EL AYUNO	NINGUNA
COMIDAS POR DÍA	2 COMIDAS POR DÍA, BOCADILLOS OPCIONALES NOTA: LOS PRINCIPIANTES PUEDEN ELEGIR AYUNAR SOLO EN DÍAS ALTERNOS

Los planes de alimentación previstos para ayunos 16:8 solo incluirán el almuerzo y la cena para facilitar el período de ayuno de 16 horas.

Dependiendo de tu rutina habitual, puedes optar por incorporar un refrigerio entre o después de estas comidas. Puedes aumentar el tamaño de la porción de la comida, especialmente durante la primera o la segunda semana. Siéntete libre de reemplazar cualquier recomendación de almuerzo con sobras de la cena.

Recuerda, el componente clave aquí es el período de 16 horas desde tu último bocado un día hasta tu primer bocado al siguiente.

DAYS	BREAKFAST	LUNCH	DINNER
1	Ayuno	Coles Verdes y Tocino	Sopa Aromática de Fideos de Calabacín
2	Ayuno	Sopa Aromática de Fideos de Calabacín	Pizza
3	Ayuno	Mezcla de Espárragos y Camarones	Sopa de Calabaza

DAYS	BREAKFAST	LUNCH	DINNER
4	Ayuno	Sopa de Calabaza	Pimientos Tofu Pesto
5	Ayuno	Cazuela De Pollo Y Brócoli Garlic Broccoli	Brócoli al Ajillo
6	Ayuno	Brócoli al Ajillo	Sopa de Langosta
7	Ayuno	Pollo al Limón	Tomates Parmesanos
8	Ayuno	Tomates Parmesanos	Ensalada Halloumi
9	Ayuno	Carne Tailandesa	Sopa de Tomate
10	Ayuno	Calabaza Espagueti	Filetes de Salmón Con Hierbas
11	Ayuno	Filetes de Salmón Con Hierbas	Ensalada de Hinojo Picante
12	Ayuno	Coles Verdes y Tocino	Pastel de Queso y Espinacas
13	Ayuno	Pastel de Queso y Espinacas	Espárragos de Queso al Horno
14	Ayuno	Espárragos de Queso al Horno	Brochetas de Tomate
15	Ayuno	Pechuga de Pollo de Inspiración Italiana	Zanahorias Glaseadas con Mantequilla
16	Ayuno	Mazorca	Pastel de Carne Gratificado

DAYS	BREAKFAST	LUNCH	DINNER
17	Ayuno	Pastel de Carne Gratificado	Sopa Aromática de Fideos de Calabacín
18	Ayuno	Sopa Aromática de Fideos de Calabacín	Espárragos de Queso al Horno
19	Ayuno	Carne de Cerdo con Abundante Limón y Ajo	Pimientos Tofu Pesto
20	Ayuno	Pimientos Tofu Pesto	Coles de Bruselas Jugosas
21	Ayuno	Zanahorias Glaseadas con Mantequilla	Pizza

5:2

DÍAS DE AYUNO POR SEMANA	2
DÍAS DE INGESTA NORMAL	5
CALORÍAS PERMITIDAS DURANTE LOS DÍAS DE AYUNO	<800
COMIDAS POR DÍA	TODAS LAS CALORÍAS SE CONSUMEN ENTRE 1 Y 8 HORAS EN LOS DÍAS DE AYUNO, YA SEA EN UNA SOLA SESIÓN O EN DOS COMIDAS MÁS PEQUEÑAS.

En los días regulares, el ayuno 5:2 seguirá los planes estándar de tres comidas por día durante una semana determinada.

Puedes optar por comer de manera diferente y concentrarte en bocadillos o comidas más pequeñas en los días de ayuno, en cuyo caso se requiere un esfuerzo adicional para asegurarte de mantenerte dentro del rango de 500 a 800 calorías. Por ejemplo, puedes optar por comer una comida grande en el rango de 500 a 800 calorías, o puedes tener una comida de tamaño moderado y un bocadillo de aproximadamente 300 calorías para ubicarlo en ese rango.

Durante los días que no ayunes, siéntete libre de reemplazar cualquier recomendación para el almuerzo con las sobras de la cena.

DAYS	BREAKFAST	LUNCH	DINNER
1	Quesadillas	Zanahorias Glaseadas con Mantequilla	Pizza
2	Ayuno	Pizza	Coles de Bruselas Jugosas
3	Tortilla Suiza Y Peras	Calabaza Espagueti	Filetes de Salmón con Hierbas
4	Cazuela De Jamón Y Espárragos	Filetes de Salmón con Hierbas	Ensalada de Hinojo Picante
5	Ayuno	Carne Tailandesa	Sopa de Tomate
6	Compota de Arándanos y Yogur	Sopa de Tomate	Sopa Aromática de Fideos de Calabacín
7	Batido e Piña y Coco Deluxe	Sopa Aromática de Fideos de Calabacín	Brochetas de Tomate
8	Bollos de Arándanos	Brochetas de Tomate	Sopa de Langosta
9	Ayuno	Mazorca	Pastel de Carne Gratificante

DAYS	BREAKFAST	LUNCH	DINNER
10	Mini Quiche	Carne de Cerdo con Abundante Limón y Ajo	Pimientos Tofu Pesto
11	Pudín de Plátano	Pimientos Tofu Pesto	Coles de Bruselas Jugosas
12	Ayuno	Pollo al Limón	Tomates Parmesanos
13	Galletas de Cereza y Almendras	Tomates Parmesanos	Ensalada Halloumi
14	Tortitas de Patata Dulce	Col y Tocino	Sopa de Tomate
15	Batido de Frambuesa y Coco	Cazuela de Pollo y Brócoli	Brócoli al Ajillo
16	Ayuno	Pechuga de Pollo de Inspiración Italiana	Ensalada de Hinojo picante
17	Galletas Energéticas De Mantequilla de Maní	Ensalada de Hinojo Picante	Sopa Aromática de Fideos de Calabacín
18	Galletas de Girasol	Pastel de Queso y Espinacas	Espárragos de Queso al Horno
19	Ayuno	Espárragos de Queso al Horno	Mazorca
20	Compota de Arándanos y Yogur	Mazorca	Pimientos Tofu Pesto
21	Pan de Manzana y Nueces	Pimientos Tofu Pesto	Filetes de Salmón con Hierbas

DÍAS DE AYUNO POR SEMANA	3 A 4 NOTA: DÍA COMPLETO DE AYUNO EN DÍAS ALTERNOS
DÍAS DE INGESTA NORMAL	3 A 4 NOTA: DÍA COMPLETO DE AYUNO EN DÍAS ALTERNOS
CCALORÍAS PERMITIDAS DURANTE LOS DÍAS DE AYUNO	NONE
COMIDAS POR DÍA	3 COMIDAS POR DÍA EN LOS DÍAS DE INGESTA NORMAL BOCADILLOS OPCIONALES, NINGUNO EN DÍAS DE AYUNO. NOTA: DEBIDO A QUE LA ALTERNANCIA DE DÍAS PUEDE SIGNIFICAR QUE AYUNAS 3 O 4 DÍAS A LA SEMANA, PUEDES MODIFICAR LA DIFICULTAD DEL AYUNO ELIGIENDO SI EL PRIMER DÍA DE LA SEMANA ES UN DÍA DE AYUNO O DE COMIDA.

Los que ayunan en días alternos comerán libremente un día y ayunarán al siguiente. En los días de comida libre, puedes utilizar el siguiente plan de comidas proporcionado. Puedes optar por incorporar bocadillos adicionales o duplicar el tamaño de la porción de recetas específicas según lo dicte tu hambre.

Durante los días que no ayunes, siéntete libre de reemplazar cualquier recomendación para el almuerzo con las sobras de la cena.

DAYS	BREAKFAST	LUNCH	DINNER
1	Pan de Manzana y Nueces	Mazorca	Pimientos Tofu Pesto
2	Ayuno	Ayuno	Ayuno
3	Galletas de Girasol	Pastel de Queso y Espinacas	Espárragos de Queso al Horno
4	Ayuno	Ayuno	Ayuno
5	Galletas de Cereza y Almendras	Pollo al Limón	Tomates Parmesano
6	Ayuno	Ayuno	Ayuno
7	Mini Quiche	Carne de Cerdo abundante con limón y ajo	Ensalada de Hinojo Picante
8	Batido de Piña y Coco Deluxe	Carne Tailandesa	Sopa de Tomate
9	Ayuno	Ayuno	Ayuno
10	Bollos de Arándano	Carne de Cerdo Abundante con Limón y Ajo	Coles de Bruselas Jugosas
11	Ayuno	Ayuno	Ayuno
12	Quesadillas	Cazuela De Pollo Y Brócoli	Ensalada Halloumi

DAYS	BREAKFAST	LUNCH	DINNER
13	Ayuno	Ayuno	Ayuno
14	Cazuela De Jamón Y Espárragos	Col y Tocino	Sopa Aromática de Fideos de Calabacín
15	Pudín de Plátano	Carne Tailandesa	Brócoli al Ajillo
16	Ayuno	Ayuno	Ayuno
17	Tortilla Suiza y Peras	Pollo al Limón	Espárragos de Queso al Horno
18	Ayuno	Ayuno	Ayuno
19	Tortitas de Patata Dulce	Carne de Cerdo Abundante con Limón y Ajo	Pastel de Carne Gratificante
20	Ayuno	Ayuno	Ayuno
21	Batido de Frambuesa y Coco	Pechuga de Pollo de Inspiración Italiana	Ensalada de Hinojo Picante

CAPÍTULO 9

LOS ERRORES MÁS COMUNES

El ayuno intermitente puede parecer un concepto simple, pero con un simple error, todos tus esfuerzos para perder peso pueden irse por el desagüe. Una de las razones por las que la mayoría de las mujeres no logran los resultados deseados, es que tienen problemas para adaptarse al plan. Para muchas mujeres, el ayuno intermitente es muy diferente de la dieta que han seguido en el pasado. Mira algunos errores que deben evitarse a toda costa:

Consumir una gran cantidad de carbohidratos al día

Los carbohidratos son una de las principales fuentes de energía para tu cuerpo, y la cantidad y el tipo de carbohidratos que consumes determinan el nivel de glucosa de tu cuerpo. Cuando comes muchos carbohidratos, principalmente procesados, tu nivel de glucosa en la sangre tiende a alcanzar un nivel más alto de manera regular o diaria.

Pero cuando ayunas el otro día durante 10 a 12 horas seguidas, entonces hay una caída significativa en tu nivel de glucosa, lo que puede generar tensiones importantes en tu cerebro y sistema nervioso. Esto también puede hacer que te sientas malhumorado o irritable. Por lo tanto, se recomienda comer menos alimentos a base de carbohidratos y consumir más verduras y grasas.

Si estás ayunando durante largas horas, como 16, 20 o más horas, debes incluir una ventana para comer algunos bocadillos o bebidas. Ayunar durante tantas horas podría dejarte demasiado débil.

Pero tener una ventana para comer no es suficiente. Mantén la ventana corta y ten cuidado con lo que comes durante este tiempo, por ejemplo, cinco minutos. Toma algunas galletas, frutas, sándwiches o una taza de café.

Comer sin darse cuenta

Cuando estés en AI, para obtener los mejores resultados, debes restringirte estrictamente de consumir cualquier cosa, el agua es una excepción. Las bebidas como el café y los refrescos dietéticos pueden aumentar el apetito, lo que dificulta que continúes con el ayuno.

Atracones

Cuando ayunas durante 16 horas seguidas, la naturaleza humana es devorar lo que tus ojos ven primero. Pero si practicas el ayuno intermitente con el único propósito de perder peso, debes controlar de cerca tu consumo de alimentos después del ayuno.

El AI funciona utilizando la grasa extra almacenada en tu cuerpo como energía. Si repones eso consumiendo más calorías de las que perdiste, entonces todo tu AI se considerará un fracaso. Como regla general, no te apresures a ir a KFC o McDonald's para interrumpir tu ayuno. Pero puedes comer muchas frutas, verduras, carbohidratos complejos y alimentos ligeramente procesados.

No beber suficiente agua

Si bien está prohibido consumir calorías o beber cualquier tipo de bebida, se recomienda beber agua ya que no tiene calorías. Como sabes, el estómago libera un ácido que ayuda a la digestión de nuestros alimentos.

Cuando estás en ayunas, tu estómago permanece vacío durante mucho tiempo, lo que hace que el ácido se desarrolle y se acumule. La acumulación de grandes cantidades de estos ácidos puede provocar complicaciones e irritaciones estomacales. El agua previene esta situación al diluir el ácido, lo que te mantiene enfocado en tu ayuno intermitente.

No comer lo suficiente

Uno de los errores que cometen las mujeres es que no comen lo suficiente después de sus horas de ayuno. El trabajo principal del ayuno intermitente es utilizar el exceso de energía almacenada en las células grasas, no privarlo de los nutrientes esenciales.

Además, cuando no comes durante un tiempo prolongado, pierdes el hambre (esta es la forma en que tu cuerpo se defiende). Es por eso que algunas personas tienden a comer poco mientras que otras comen en exceso. Por lo tanto, después de tu rutina de AI, asegúrate de repostar con alimentos nutritivos como frutas, nueces y verduras, no con comida chatarra.

No elegir el tipo correcto de "AI"

El ayuno intermitente no se refiere a un solo método; hay varios. Uno es el ayuno 5:2, en el que una persona consume una cantidad normal de calorías durante cinco días y restringe tu dieta a menos de la mitad de esa cantidad de calorías durante dos días.

Luego está el AI de 24 horas, el AI con restricción de tiempo (donde comes solo entre cuatro y cinco horas al día y ayunas durante el resto del día) y el AI en días alternos. Elije el que se adapte a tus objetivos, horario y nivel de comodidad.

Demasiada ayuna, muy rápido

Cuando practicas el ayuno intermitente, te alejas de tu forma habitual de vivir y comer. Esto pone algo de estrés en tu salud física y mental.

Luego existe el riesgo de postergar las cosas y dejar de fumar demasiado pronto.

Si eres una mujer que come bocadillos cada dos horas, es posible que no te salga bien ponerte en una rutina de ayuno de 16 o 20 horas. Pero tus posibilidades de éxito con el AI aumentarán si comienzas con siete a ocho horas de ayuno.

Estirar demasiado el tiempo de ayuno

La importancia de comenzar bajo también es importante para controlar el ritmo de tu período de ayuno. Por ejemplo, si has comenzado a ayunar durante ocho horas, tu próximo hito debe estar lo más cerca posible de las 8 horas. Entonces, 10 o 12 horas es un hito mejor que 15 horas.

No adaptarse al estilo de vida

El ayuno intermitente es como un ritual y hay muchos factores en tu vida diaria que pueden influir en él, uno de ellos es el estilo de vida que llevas. Te predispondrás a la miseria si te suscribes deliberadamente a algo que sabes que chocará con tu actividad de ayuno.

Por ejemplo, si vas al gimnasio y entrenas mucho durante dos o tres horas, si lo sigues con un ayuno de 16 horas, es probable que presentes complicaciones de salud. Del mismo modo, si vas a salir o tienes planes de cumpleaños durante la semana, debes planificar tu AI para evitar chocar con estos planes.

Eliminar el ejercicio por completo

Mientras ayunas, es imperativo pensar que hacer ejercicio es inútil, ya que no estás comiendo nada y el cuerpo no está obteniendo la energía que necesita para ayudarte a hacer tu entrenamiento. Pero una persona promedio tiene suficiente energía almacenada en el cuerpo para llevar a cabo tu rutina de ejercicios sin sentirte exhausto.

Si bien no puedes realizar tu sesión de ejercicios habitual, puedes hacer ejercicios de bajo impacto como caminar, andar en bicicleta o trotar. Mantendrás el metabolismo de tu cuerpo en marcha, lo que te llevará más rápido hacia tus objetivos.

Por ejemplo, si planeas ayunar durante la noche, puedes ir al gimnasio por la mañana y tomar tus batidos de proteínas para fortalecer los músculos.

No escuchar a tu cuerpo

Es un hecho que todos somos diferentes biológicamente. Por lo tanto, no podemos tener una sola regla que deben seguir todos en este planeta. La información en línea sobre el ayuno intermitente es muy general. Para aprovechar al máximo tu ayuno intermitente, lo adaptas a tus necesidades.

Por ejemplo, tu estómago puede comenzar a funcionar después de ayunar durante 4 a 5 horas. Ahora, como la regla del AI, no puedes comer nada durante la ventana de ayuno. Pero si continúas siguiendo esta regla, es probable que desarrolles algunas complicaciones médicas.

Por lo tanto, necesitarías un plan de AI específico para tu cuerpo. Si tienes algunos problemas durante el ayuno, es mejor consultar con un médico.

No persistir con eso

Finalmente, las mujeres que comienzan el ayuno intermitente, se dan por vencidas demasiado pronto o después de unos meses, diciendo que no es para ellas, que no funciona o que simplemente no pueden hacerlo. A menos que surjan complicaciones médicas, debes esforzarte durante las horas de ayuno y ceñirte a ellas para darte cuenta de los increíbles beneficios de esta técnica. Tienes que darle al menos un mes y medio a dos para ver algunos resultados significativos.

CAPÍTULO 10

RECETAS PARA DESAYUNOS

1. Tortilla suiza y de peras

Tiempo de Preparación: **10 minutos**

Tiempo de Cocción: **10 minutos**

Porciones: **1**

Ingredientes:

- 1 1/2 oz. queso suizo rallado
- 1 1/2 cucharada de leche de almendras
- 3 huevos
- 1/4 cucharadita de sal
- 1/4 pza. pera picada
- 1 chalote en cubitos
- 1 cucharada de aceite de oliva

Instrucciones:

1. Calienta una sartén. Mientras se calienta, corta una pera en rodajas finas. Cuando la sartén esté tibia, agrega la sal, la pera en rodajas y la chalota y cocina por 5 minutos.

2. Mientras se cocina, en un bol, mezcla la leche de almendras y los huevos. Vierte en la misma sartén la mezcla de peras.

3. Una vez que veas que los bordes se están volviendo blancos y que la base ha comenzado a cocinarse, dé la vuelta a la tortilla.

4. Agrega el queso al medio y doble la tortilla por la mitad. Cocina hasta que el queso se derrita.

Tabla Nutricional:

Calorías: 121, Carbohidratos: 8 g, Grasas: 12 g, Proteínas: 14 g

2. Quesadillas

Tiempo de Preparación: **10 minutos**

Tiempo de Cocción: **15 minutos**

Porciones: **1**

Ingredientes:

- 1 Cebolla verde picada
- 1 Huevo
- 1 Tortilla
- Sal
- Chile en polvo
- 1/2 cucharada de agua
- 1/2 cucharada de salsa gruesa
- 1/2 cucharada de frijoles refritos
- 2 cucharadas de queso cheddar

Instrucciones:

1. Batir el agua y el huevo junto con el chile en polvo.

2. Coloca una sartén en la estufa y caliéntala. Luego, cocina la cebolla verde hasta que esté tierna antes de reducir el fuego a un nivel medio.

3. Vierte la mezcla de huevo en la sartén y continúa revolviendo hasta que tengas la consistencia deseada. Apaga el fuego y cúbrelo para mantenerlo caliente.

4. En una encimera limpia, extiende la tortilla y agrega la salsa y los frijoles. Agrega el huevo encima y luego cubre con queso.

5. Limpia la sartén y colócala a fuego lento. Calienta la sartén, luego agrega la quesadilla y cocina por unos minutos por cada lado.

6. Aparta el plato y manténlo caliente antes de servir.

Tabla Nutricional:

Calorías: 190, Carbohidratos: 25 g, Grasas: 11 g, Proteínas: 8 g

3. Cazuela de jamón y espárragos

Tiempo de Preparación: **15 minutos**

Tiempo de Cocción: **20 minutos**

Porciones: **1**

Ingredientes:

- 1/2 queso cheddar

- 1/2 jamón cocido

- 1/2 harina

- 1 taza de leche descremada

- 2 Espárragos picados

- 4 Huevos

- 1 Pimiento rojo picado

- 1 Cebolla picada

- Pimienta

- Sal

- 1/4 cucharadita de Estragón

- 2 cucharadas de Parmesano

Instrucciones:

1. Precalienta el horno a 425 grados.

2. Engrasa una fuente para hornear con aceite en aerosol. Extiende el jamón en el fondo, seguido del pimiento morrón, la cebolla y los espárragos.

3. En un tazón, mezcla la sal, la pimienta, el estragón seco, la leche,

la harina, el queso parmesano y los huevos. Mezcla bien.

4. Vierte la mezcla de huevo sobre los otros ingredientes en su fuente para hornear. Coloca la fuente para hornear en el horno y déjala hornear.

5. Cocina por 10 minutos o hasta que la cazuela esté cuajada, luego podrás sacarla del horno. Agrega el queso cheddar y luego hornea por otros 2 minutos o hasta que el queso se derrita.

6. Déjalo reposar en la rejilla para enfriar durante unos minutos antes de servir.

Tabla Nutricional:

Calorías: 190, Carbohidratos: 5 g, Grasas: 11 g, Proteínas: 12 g

4. Compota de arándanos y yogur

Tiempo de Preparación: **5 minutos**

Tiempo de Cocción: **3 minutos**

Porciones: **1**

Ingredientes:

- 1 cucharadita de Salvado
- 3 cucharadas de yogur sin grasas
- 50 pcs. Arándanos

Instrucciones:

1. Coloca los arándanos dentro de un bol. Luego, colócalos en el microondas a temperatura alta durante unos 45 segundos para que los arándanos comiencen a estallar.

2. Saca el bol del microondas y déjalo enfriar.

3. Cuando los arándanos estén cocidos, cubre con el salvado y el yogur antes de servir.

Tabla Nutricional:

Calorías: 75, Carbohidratos: 11 g, Grasas: 5 g, Proteínas: 1 g

5. Panqueques de camote

Tiempo de Preparación: **10 minutos**

Tiempo de Cocción: **50 minutos**

Porciones: **3**

Ingredientes:

- 1 1/2 cucharadas miel de maple

- 1/4 cucharadita de nuez moscada

- 1 cucharadita de Canela

- 4 claras de huevo

- 5 huevos

- 1 1/2 avena

- 1 1/2 requesón

- 2 uds. Patatas dulces

Instrucciones:

1. Precalienta el horno a 400 grados.

2. Pon las patatas y pincharlas un par de veces con un tenedor. Ponlas en una bandeja para horno y déjalas cocinar hasta que se ablanden, unos 50 minutos.

3. Saca las patatas del horno y córtalas con cuidado a lo largo. Deja que se enfríen antes de separar la papa de la piel. Coloca las papas en la licuadora.

4. Agrega el almíbar, la nuez moscada, la canela, las claras de huevo, los huevos, la avena y el requesón en la licuadora. Licua esto hasta obtener una consistencia suave.

5. Prepara una sartén grande con aceite en aerosol y colócala a fuego medio. Cuando esté caliente, coloca un poco de la masa en la sartén y cocina hasta que los panqueques se doren, lo que tomará unos 4 minutos.

6. Repite con el resto y luego sirve caliente.

Tabla Nutricional:

Calorías: 238, Carbohidratos: 28 g, Grasas: 6 g, Proteínas: 18 g

6. Bollos de arándanos

Tiempo de Preparación: **15 minutos**

Tiempo de Cocción: **15 minutos**

Porciones: **6**

Ingredientes:

- 1/2 cucharadita de sal
- 4 cucharaditas de levadura en polvo
- 1/8 taza de harina integral
- 1 1/4 de harina
- Spray para cocinar
- 1 taza de arándanos silvestres
- 1 cucharadita. Vainilla
- 1/2 taza de leche
- 1 taza de yogur griego
- 3 cucharadas. Aceite de canola
- 1 Huevo
- 1/2 azúcar
- 1/4 de bicarbonato de sodio

Instrucciones:

1. Precalienta el horno a 400 grados. Saca dos bandejas para hornear y cúbrelas con aceite en aerosol.

2. En un tazón, tamiza ambos tipos de harina con el bicarbonato de sodio, la sal y el polvo de hornear.

3. En un segundo tazón, agrega la vainilla, la leche, el yogur, el aceite, el huevo y el azúcar. Dobla los ingredientes secos con los ingredientes húmedos hasta que se mezclen. Agrega los arándanos al final y continúa mezclando bien.

4. Coloca una cucharada generosa de la masa en las bandejas para hornear, dejando espacio entre cada bollo. Coloca las bandejas para hornear en el horno durante 15 minutos.

5. Saca los bollos del horno y déjalos enfriar antes de servir.

Tabla Nutricional:

Calorías: 160, Carbohidratos: 26 g, Grasas: 4 g, Proteínas: 5 g

7. Mini quiche

Tiempo de Preparación: **15 minutos**

Tiempo de Cocción: **30 minutos**

Porciones: **6**

Ingredientes:

- 2 cucharaditas. aceite de oliva
- 1/4 cucharadita de pimienta
- 1/2 cucharadita sal
- 1 cucharada de romero
- 1/8 de queso parmesano
- 6 Claras de huevo
- 5 Huevos
- Spray para cocinar
- 3 onzas. Espinacas tiernas
- 6 onzas. Hongos
- 1 PC. Dientes de ajo picados
- 1/2 taza de cebolla morada picadas

Instrucciones:

1. Precalienta el horno a 350 grados. Cubra algunos moldes para muffins con aceite en aerosol y agrega coberturas a cada uno.

2. En un tazón, mezcla la pimienta, la sal, el romero, el queso parmesano, las claras de huevo y los huevos para que queden esponjosos.

3. Saca una sartén y calienta el aceite de oliva. Agrega el ajo y la cebolla, luego cocina un par de minutos para que suelte su aroma.

4. Pon las setas y cocina 5 minutos más.

5. Retira la sartén del fuego y deja enfriar un poco. Coloca un poco de esta mezcla en cada uno de los moldes para muffins preparados y agrega un poco de espinaca por encima.

6. Vierte lentamente la mezcla de huevo en cada taza y llénala hasta el borde. Agrega estos al horno y déjalos hornear.

7. Pasados 25 minutos, sácalos del horno y déjalos enfriar antes de servir.

Tabla Nutricional:

Calorías: 83, Carbohidratos: 2 g, Grasas: 5 g, Proteínas: 8 g

8. Pan de manzana y nueces

Tiempo de Preparación: **20 minutos**

Tiempo de Cocción: **55 minutos**

Porciones: **1**

Ingredientes:

- ½ taza de puré de manzana
- 1/2 cucharadita de canela
- 1/2 cucharadita de sal
- 1 cucharadita. Bicarbonato de sodio
- 1 taza de harina para todo uso
- 1 taza de harina integral
- Spray para cocinar
- 1/2 taza de nueces picadas
- 1 PC. Manzana Roma picada
- 1/2 taza de leche de almendras sin azúcar
- 1 PC. Huevo
- 1/2 taza de miel de abeja

Instrucciones:

1. Precalienta el horno a 325 grados.

2. Prepara un molde para pan y ponle un poco de aceite en aerosol.

3. Saca un tazón mediano y tamiza las harinas para todo uso y de trigo integral con la canela, la sal y el bicarbonato de sodio.

4. En otro tazón, combina la miel y el puré de manzana. Luego,

agrega la leche de almendras y el huevo y revuelva bien.

5. Doble los ingredientes secos en esto, pero ten cuidado de no mezclar demasiado. Incorpora las nueces y las manzanas también, asegurándote de distribuirlas uniformemente por toda la masa.

6. Vierte esta masa en un molde para pan y extiéndela uniformemente. Incorpora esto al horno y dejar hornear durante 55 minutos.

7. Dejar enfriar durante 5 minutos antes de cortar en rodajas.

Tabla Nutricional:

Calorías: 206, Carbohidratos: 45 g, Grasas: 2 g, Proteínas: 5 g

9. Galletas de almendra y cereza

Tiempo de Preparación: **20 minutos**

Tiempo de Cocción: **15 minutos**

Porciones: **6**

Ingredientes:

- 1 cucharadita de bicarbonato de sodio
- 2 tazas de harina integral
- 1/2 taza de avena en hojuelas
- Spray para cocinar
- 1 taza de almendras crudas en rodajas
- 1 taza de cerezas ácidas picadas, secas
- 1 cucharadita. Vainilla
- 2 huevos
- 1/2 taza de jarabe de arce
- 1/2 taza de azúcar morena
- 1/2 taza de yogur griego natural
- 1/2 taza de puré de manzana
- 1/4 cucharadita de sal

Instrucciones:

1. Precalienta el horno a 350 grados. Saca algunas bandejas para hornear y cúbrelas con papel pergamino.

2. Con un tazón, combina la sal, el bicarbonato de sodio, la harina y la avena.

3. En un segundo tazón, mezcla el yogur griego y la compota de manzana. Mezcle bien, luego agrega el jarabe de arce y el azúcar morena y continúa mezclando.

4. Agrega la vainilla y los huevos y mezcla los Ingredientes hasta obtener una consistencia suave y uniforme.

5. Incorpora lentamente los ingredientes secos a los húmedos y revuelve para combinar. Agrega las almendras y las cerezas, asegurándote de que queden bien distribuidas en la masa.

6. Agrega 2 cucharadas de masa en una bandeja para hornear para hacer cada galleta y luego aplánelas un poco. Coloca en el horno para hornear.

7. Pasados 15 minutos, puedes sacar las galletas y dejarlas enfriar antes de servirlas o guardarlas.

Tabla Nutricional:

Calorías: 214, Carbohidratos: 36 g, Grasas: 6 g, Proteínas: 6 g

10. Galletas energéticas de mantequilla de maní

Tiempo de Preparación: **20 minutos**

Tiempo de Cocción: **45 minutos**

Porciones: **6**

Ingredientes:

- 1/2 taza de mantequilla de maní, cremosa

- 1/4 cucharadita de sal

- 1 cucharadita de bicarbonato de sodio

- 1/4 taza de cacao en polvo

- 1 taza de harina

- 1/2 taza de maní picado

- 2 tazas de copos de avena

- 1 cucharadita. Vainilla

- 2 uds. Huevos batidos

- 1/2 taza de azúcar morena

- 1/2 taza de leche

- 1/4 taza de yogur griego

- 1 taza de puré de plátano

Instrucciones:

1. Con un tazón, tamiza la sal, el bicarbonato de sodio, el cacao en polvo y la harina.

2. En otro tazón, mezcla la leche, el yogur griego, el plátano y la mantequilla de maní. Agrega el azúcar morena y luego revuelve

para combinar. Finalmente, agrega la vainilla y los huevos y combina.

3. Agrega la harina a la mezcla de mantequilla de maní junto con la avena y el maní. Revuelve bien hasta obtener una consistencia húmeda uniforme.

4. Coloca el bol con tapa en la nevera durante 30 minutos.

5. Precalienta el horno a 350 grados.

6. Prepara dos bandejas para hornear y cúbrelas con aceite en aerosol.

7. Coloca una cucharada de la masa en la bandeja para hornear para cada galleta, asegurándote de dejar suficiente espacio entre cada una. Deberías poder colocar alrededor de doce galletas por hoja.

8. Usa un tenedor para presionarlas un poco hacia abajo, dando a las galletas el patrón entrecruzado habitual. Coloca en el horno para hornear.

9. Saca las galletas pasados 15 minutos y déjalas enfriar antes de servir.

Tabla Nutricional:

Calorías: 143, Carbohidratos: 19 g, Grasas: 1 g, Proteínas: 5 g

CAPÍTULO 11

RECETAS PARA ALMUERZOS

1. Salsa de champiñones y salchicha

Tiempo de Preparación: **10 minutos**

Tiempo de Cocción: **15 minutos**

Porciones: **1**

Ingredientes:

- Salchicha molida italiana de 450 g
- 2 cucharadas de aceite de coco
- 1 cebolla amarilla, cortada en cubitos
- 2 dientes de ajo picados
- 2 tazas de champiñones picados
- 1 pimiento rojo, picado
- 2 cucharadas de ghee, derretido
- ⅓ taza de harina de coco
- 3½ tazas de leche de coco, sin azúcar
- ½ taza de crema espesa orgánica

- 1 cucharadita de sal (al gusto)

- 1 cucharadita. pimienta negra molida (al gusto)

Instrucciones:

1. Presiona el botón Saltear en Olla Instantánea. Calienta el aceite de coco. Sofríe la cebolla y el ajo durante 2 minutos.

2. Agrega la salchicha italiana. Cocina hasta que se dore.

3. Agrega los champiñones, los pimientos morrones y saltea hasta que estén suaves. Condimenta con sal y pimienta.

4. Presiona el botón Mantener Caliente/Cancelar para finalizar el modo Saltear.

5. En una cacerola pequeña, a fuego medio, derrite el ghee. Agrega la harina. Bate la leche de coco y la crema espesa. Continúa revolviendo hasta que espese.

6. Agrega la mezcla de harina a la Olla Instantánea. Revuelve bien.

7. Cierra y sella la tapa. Presiona el botón Manual. Cocina a Alta Presión durante 10 minutos.

8. Cuando suene el temporizador, libera la presión de forma natural. Abre la tapa con cuidado. Sirve.

Tabla Nutricional:

Calorías: 115, Grasas: 7 g, Carbohidratos: 9 g, Proteínas: 5 g

2. Mezcla de espárragos y camarones

Tiempo de Preparación: **10 minutos**

Tiempo de Cocción: **6 minutos**

Porciones: **1**

Ingredientes:

- 1 libra (0.45kg) de espárragos, cortados y picados
- 1 libra (0.45kg) de camarones, pelados y desvenados
- 2 cucharadas de ghee, derretido
- 2 tazas de agua
- 1 cucharadita de sal (al gusto)
- 1 cucharadita. pimienta negra molida (al gusto)

Instrucciones:

1. Pon 2 tazas de agua en la Olla Instantánea.

2. Coloca los camarones y los espárragos en una canasta para vaporear. Rocía el ghee derretido sobre los camarones y los espárragos. Condimenta con sal y pimienta. Coloca la canasta en la Olla Instantánea.

3. Cierra y sella la tapa. Presiona el botón Manual. Cocina a Alta Presión durante 6 minutos.

4. Cuando suene el temporizador, libera la presión de forma natural. Abre la tapa con cuidado. Sirve.

Tabla Nutricional:

Calorías: 155, Grasas: 1 g, Carbohidratos: 15 g, Proteínas: 23 g

3. Col verde y tocino

Tiempo de Preparación: **10** minutos

Tiempo de Cocción: **15** minutos

Porciones: **1**

Ingredientes:

- 1 libra (0.45kg) de col verde, cortada y picada
- ¼ (0.11kg) de libra de tocino, picado
- ½ taza de ghee, derretido
- 1 cucharadita de sal
- 1 cucharadita de pimienta negra recién molida

Instrucciones:

1. Presiona el botón Saltear en la Olla Instantánea. Derrite 1 cucharada de ghee. Agrega el tocino. Saltea hasta que el tocino esté dorado y crujiente. Presiona el botón Keep Warm/ Cancel para finalizar el modo Saltear.

2. Agrega las hojas de col verde, el resto del ghee, sal y pimienta. Revuelve bien.

3. Cierra y sella la tapa. Presiona el botón Manual. Cocina a Alta Presión durante 10 minutos.

4. Cuando termine, naturalmente libera la presión. Abre la tapa con cuidado. Remueva. Sirva.

Tabla Nutricional:

Calorías: 125, Grasas: 9 g, Carbohidratos: 4 g, Proteínas: 7 g

4. Calabaza espagueti

Tiempo de Preparación: **5 minutos**

Tiempo de Cocción: **7 minutos**

Porciones: **2**

Ingredientes:

- 1 calabaza espagueti (2 libras o 0.90kg), cortada por la mitad a lo largo
- 1 taza de agua

Instrucciones:

1. Agrega 1 taza de agua a una canasta vaporera o salvamanteles dentro de tu Olla Instantánea.

2. Coloca la calabaza encima. Cierra la tapa y cocina a alta presión durante 7 minutos.

3. Cuando haya terminado de cocinar, libera manualmente la presión y retira la tapa.

4. Tritura la calabaza espagueti con dos tenedores.

5. Sirve y disfruta.

Tabla Nutricional:

Calorías: 45, Grasas: 0.4 g, Carbohidratos: 10 g, Proteínas: 1 g

5. Mazorcas

Tiempo de Preparación: **5 minutos**

Tiempo de Cocción: **5 minutos**

Porciones: **8**

Ingredientes:

- 8 mazorcas de maíz
- 2 tazas de agua
- 2 cucharaditas de azúcar morena baja en carbohidratos
- 1 cucharadita de sal (al gusto)
- 1 cucharadita. pimienta negra molida (al gusto)

Instrucciones:

1. Coloca el maíz en una canasta vaporera con 2 tazas de agua. Coloca la canasta en la Olla Instantánea.

2. Cierra y sella la tapa. Presiona el botón Manual. Cocina a Alta Presión durante 5 minutos.

3. Cuando suene el temporizador, libera la presión de forma natural. Abre la tapa con cuidado.

4. Espolvorea con azúcar morena.

5. Sirve.

Tabla Nutricional:

Calorías: 99, Grasas: 1 g, Carbohidratos: 22 g, Proteínas: 3 g

6. Cazuela de pollo y brócoli

Tiempo de Preparación: **10 minutos**

Tiempo de Cocción: **50 minutos**

Porciones: **1**

Ingredientes:

- 1 libra (0.45kg) de floretes de brócoli

- 3 pechugas de pollo deshuesadas y sin piel, cortadas en trozos pequeños

- 3 tazas de queso cheddar, finamente rallado

- 1 taza de mayonesa casera sin azúcar

- 2 cucharadas de aceite de coco derretido

- ½ cucharadita de pimienta negra recién molida

- 1/3 taza de caldo de pollo casero bajo en sodio

- ½ cucharadita de sal marina

- 2 cucharadas de jugo de limón recién exprimido

Instrucciones:

1. Precalienta tu horno a 350 grados Fahrenheit. Engrasa una fuente para horno con aceite de coco.

2. Coloca los trozos de pollo en el fondo de la fuente para hornear.

3. Extiende los floretes de brócoli sobre el pollo.

4. Unta la mitad del queso cheddar rallado sobre el brócoli.

5. En un bol, agrega la mayonesa, el caldo de pollo, la sal marina, la pimienta negra recién molida y el jugo de limón. Vierte esta mezcla sobre el pollo.

6. Espolvorea el queso cheddar restante sobre la fuente para hornear y cubre bien el papel de aluminio.

7. Coloca la fuente de horno dentro del horno y hornea durante 30 minutos.

8. Una vez hecho esto, retira la fuente para hornear del horno y retira con cuidado el papel de aluminio. Regresa la fuente para hornear al horno y hornea por 20 minutos.

9. Sirve y disfruta.

Tabla Nutricional:

Calorías: 280, Grasas: 7 g, Carbohidratos: 16 g, Proteínas: 37 g

7. Pechuga de pollo de inspiración italiana

Tiempo de Preparación: **15 minutos**

Tiempo de Cocción: **15 minutos**

Porciones: **4**

Ingredientes:

- **4 pechugas de pollo deshuesadas y sin piel**
- **1 libra de tomates cherry, cortados por la mitad**
- **4 dientes de ajo finamente picados**
- **¼ de taza de aceite de oliva o aceite de oliva virgen extra**
- **1 cebolla morada mediana, finamente picada**
- **½ taza de aceitunas verdes, sin hueso y picadas**
- **4 filetes de anchoa picados**
- **1 cucharada de alcaparras picadas**
- **1 cucharadita de sal marina**
- **1 cucharadita de pimienta negra recién molida**

Instrucciones:

1. Precalienta tu horno a 450 grados Fahrenheit.

2. Mezcla la pechuga de pollo con sal marina y pimienta negra. Frota la mitad del aceite de oliva con las pechugas de pollo.

3. Coloca una sartén a fuego alto. Agrega la pechuga de pollo y cocina 2 minutos por lado.

4. Transfiere las pechugas de pollo a una fuente para hornear.

5. Transfiere las pechugas de pollo a una bandeja para hornear.

Coloca la bandeja para hornear dentro de tu horno y hornea por 8 minutos.

6. Une vez hecho esto, transfiere las pechugas de pollo a los platos. Deja de lado.

7. Agrega la cebolla picada, el ajo picado, las aceitunas picadas, las anchoas, los tomates cherry cortados por la mitad y las alcaparras a la sartén. Cocina por 1 minuto, revolviendo ocasionalmente.

8. Rocía la mezcla de tomate sobre las pechugas de pollo.

9. Guarda a contenedores y disfruta.

Tabla Nutricional:

Calorías: 190, Grasas: 11 g, Carbohidratos: 1 g, Proteínas: 19 g

8. Pollo al limón

Tiempo de Preparación: **15 minutos**

Tiempo de Cocción: **45 minutos**

Porciones: **6**

Ingredientes:

- 6 pechugas de pollo o muslos de pollo deshuesados y sin piel
- 1 cebolla mediana, picada
- 6 dientes de ajo picados
- 2 cucharadas de aceite de oliva
- 2 cucharaditas de sal marina
- 2 cucharaditas de pimienta negra recién molida
- Jugo y ralladura de 2 limones medianos
- 1 limón, cortado en gajos

Instrucciones:

1. Precalienta su horno a 375 grados Fahrenheit.

2. Prepara una fuente para horno y poner el pollo. Sazona con sal marina y pimienta negra.

3. Agrega la cebolla picada, el ajo picado, el jugo de limón, el aceite de oliva y la ralladura de limón. Revuelve hasta que esté bien incorporado.

4. Agrega las rodajas de limón.

5. Coloca la fuente para hornear dentro de tu horno y hornee por 45 minutos o hasta que el pollo esté bien cocido.

6. Saca la fuente para hornear del horno y desecha las rodajas de limón.

7. Transfiere el pollo al limón a recipientes y disfrútalo.

Tabla Nutricional:

Calorías: 280, Grasas: 5 g, Carbohidratos: 1 g, Proteínas: 55 g

9. Carne de cerdo abundante con limón y ajo

Tiempo de Preparación: **10 minutos**

Tiempo de Cocción: **20 minutos**

Porciones: **4**

Ingredientes:

- 4 chuletas de cerdo, deshuesadas
- 2 tazas de caldo de res
- 3 cucharadas de ghee, derretido
- 3 cucharadas de aceite de coco
- 1 cucharadita de sal
- 1 cucharadita de pimienta negra recién molida
- Ralladura y jugo de 2 limones
- 6 dientes de ajo picados
- ¼ de taza de perejil fresco picado

Instrucciones:

1. Mezcla las chuletas de cerdo con sal y pimienta, jugo de limón y ralladura.

2. Presiona el botón Saltear en tu Olla Instantánea. Calienta el aceite de coco.

3. Saltea el ajo durante 1 minuto. Agrega las chuletas de cerdo. Busca 2 minutos por lado.

4. Presiona el botón Mantener Caliente/Cancelar para finalizar el modo Saltear.

5. Agrega el ghee y caldo de res a la olla instantánea. Cierra y sella

la tapa. Presiona el botón Poultry (Aves). Cocina durante 15 minutos.

6. Libera la presión rápidamente cuando termine. Abre la tapa con cuidado. Revuelve los ingredientes.

7. Sirve.

Tabla Nutricional:

Calorías: 158, Grasas: 6 g, Carbohidratos: 7 g, Proteínas: 20 g

10. Carne tailandesa

Tiempo de Preparación: **15 minutos**

Tiempo de Cocción: **25 minutos**

Porciones: **1**

Ingredientes:

- 1 libra de carne de res, cortada en tiras
- 1 pimiento verde picado
- 1 pimiento rojo picado
- Ralladura y jugo de 1 limón
- 2 tazas de caldo de res
- 2 cucharaditas de jengibre rallado
- 4 dientes de ajo picados
- 2 cucharadas de aceite de coco
- 1 cucharada de amino de coco
- 1 taza de nueces tostadas
- 1 cucharadita de sal
- 1 cucharadita de pimienta negra recién molida

Instrucciones:

1. Pon 2 tazas de agua en la Olla Instantánea.

2. Coloca los camarones y los espárragos en una canasta para vaporear. Rocía el ghee derretido sobre los camarones y los espárragos. Condimenta con sal y pimienta. Coloca la canasta en la Olla Instantánea.

3. Cierra y sella la tapa. Presiona el botón Manual. Cocina a Alta Presión durante 6 minutos.

4. Cuando suene el temporizador, libera la presión de forma natural. Abre la tapa con cuidado. Sirve.

Tabla Nutricional:

Calorías: 155, Grasas: 1 g, Carbohidratos: 15 g, Proteínas: 23 g

11. Pastel de carne gratificante

Tiempo de Preparación: **20 minutos**

Tiempo de Cocción: **30 minutos**

Porciones: **1**

Ingredientes:

- 3 libras (1.36kg) de carne molida magra
- 4 dientes de ajo picados
- 1 cebolla amarilla, picada
- 1 taza de champiñones picados
- 3 huevos grandes
- ½ taza de harina de almendras
- ¼ taza de queso parmesano, rallado
- ¼ de taza de queso mozzarella rallado
- ¼ de taza de perejil fresco picado
- 2 cucharadas de salsa de tomate sin azúcar
- 2 cucharadas de aceite de coco
- 2 cucharaditas de sal
- 2 cucharaditas de pimienta negra
- 2 tazas de agua

Instrucciones:

1. Cubre el salvamanteles con papel de aluminio.

2. Mezcla todos los ingredientes, excepto el agua, en un recipiente grande hasta que estén bien combinados.

3. Forma un pastel de carne. Vierte el agua en tu Olla Instantánea.

4. Coloca el pastel de carne en el salvamanteles.

5. Cierra y sella la tapa. Presiona el botón Manual. Cccina a Alta Presión durante 25 minutos.

6. Libera la presión de forma natural cuando termine. Abre la tapa con cuidado.

7. Deja reposar el pastel de carne durante 5 minutos antes de cortarlo y servirlo.

Tabla Nutricional:

Calorías: 163, Grasas: 3 g, Carbohidratos: 21 g, Proteínas: 19 g

12. Filetes de salmón con hierbas

Tiempo de Preparación: **15 minutos**

Tiempo de Cocción: **10 minutos**

Porciones: **4**

Ingredientes:

- 4 filetes de salmón deshuesados (6 onzas)
- 1 cucharada de perejil fresco picado
- 1 cucharada de albahaca fresca picada
- 1 cucharada de tomillo fresco picado
- 4 ramitas de romero fresco
- 4 dientes de ajo enteros
- ½ cucharadita de pimienta negra recién molida
- 2 cucharadas de aceite de oliva
- ½ cucharadita de sal marina
- ½ cucharadita de cebolla en polvo
- 2 limones, en rodajas

Instrucciones:

1. Precalienta tu horno a 390 grados Fahrenheit.

2. En un bol, agrega el perejil fresco, la albahaca fresca, el tomillo fresco, el aceite de oliva, la sal marina, la pimienta negra y la cebolla en polvo. Mezcla hasta que esté bien combinado.

3. Engrasa una bandeja para hornear y coloca los filetes de salmón encima.

4. Agrega la mezcla de hierbas sobre el salmón y coloca suavemente rodajas de limón, ramitas de romero y dientes de ajo enteros.

5. Coloca dentro de tu horno y hornea por 10 a 13 minutos o hasta que esté bien cocido.

6. Sirve y disfruta.

Tabla Nutricional:

Calorías: 220, Grasas: 13 g, Carbohidratos: 4 g, Proteínas: 22 g

CAPÍTULO 12

1. Sopa aromática de fideos de calabacín

Tiempo de Preparación: **25 minutos**

Tiempo de Cocción: **15 minutos**

Porciones: **2**

Ingredientes:

- 1 libra de pechugas de pollo; rebanado

- 6 tazas de caldo de pollo

- 15 onzas de leche de coco enlatada

- 1 pimiento rojo; rebanado

- 1 cucharada de aceite de coco

- 1½ cucharada de pasta de curry

- 2 calabacines; cortar con un espiralizador

- 2 cucharadas de salsa de pescado

- 1 cebolla amarilla pequeña; Cortado.

- 2 dientes de ajo; picado

- 1 chile jalapeño; Cortado.

- 1/2 taza de cilantro; Cortado.

- Rodajas de lima para servir

Instrucciones:

1. Calienta una olla con el aceite a fuego medio; agrega la cebolla; revuelve y cocina por 5 minutos

2. 2. Agrega el ajo, el jalapeño y la pasta de curry; revuelve y cocina por 1 minuto.

3. Agrega el caldo y la leche de coco; revuelve y deja hervir.

4. Agrega el pimiento rojo, el pollo y la salsa de pescado; revuelve y cocina a fuego lento durante 4 minutos más.

5. Agrega el cilantro; revuelve, cocina por 1 minuto y retira del fuego.

6. Divide los fideos de calabacín en tazones de sopa, agrega la sopa encima y sirve con rodajas de limón a un lado.

Tabla Nutricional:

Calorías: 250, Grasas: 5 g, Carbohidratos: 21 g, Proteínas: 34 g

2. Pizza

Tiempo de Preparación: **20 minutos**

Tiempo de Cocción: **30 minutos**

Porciones: **2**

Ingredientes:

- 1 taza de mezcla de queso para pizza; en trozos
- 1 cucharada de aceite de oliva
- 2 cucharadas de ghee
- 1 taza de queso mozzarella; destrozado
- 1/3 taza de floretes de brócoli; al vapor
- 1/4 taza de queso mascarpone
- Un poco de queso asiago; afeitado para servir
- 1 cucharadita de ajo; picado
- 1 cucharada de crema espesa
- Una pizca de pimienta de limón
- Sal y pimienta negra al gusto

Instrucciones:

1. Calienta una sartén con el aceite a fuego medio.
2. Agrega la mezcla de queso para pizza y extiende en un círculo.
3. Agrega el queso mozzarella y extiende también en un círculo.
4. Cocina todo durante 5 minutos y transfiere a un plato.
5. Calienta la sartén con el ghee a fuego medio; agrega queso mascarpone, crema, sal, pimienta, limón, pimienta y ajo;

revuelve y cocina por 5 minutos.

6. Rocía la mitad de esta mezcla sobre la base de queso.

7. Agrega los floretes de brócoli a la sartén con el resto de la mezcla de mascarpone; revuelve y cocina por 1 minuto.

8. Agrega esto encima de la pizza, espolvorea queso asiago al final y sirve.

Tabla Nutricional:

Calorías: 304, Grasas: 7 g, Carbohidratos: 50 g, Proteínas: 9 g

3. Bisque de langosta

Tiempo de Preparación: **25 minutos**

Tiempo de Cocción: **1 hora and 10 minutos**

Porciones: **2**

Ingredientes:

- 24 onzas de trozos de langosta, precocidos

- 1/2 taza de pasta de tomate

- 4 dientes de ajo picados

- 1 cebolla morada pequeña, picada.

- 1 cucharadita de tomillo seco

- 1 cucharadita de granos de pimienta

- 1 cucharadita de pimentón

- 1 cucharadita de goma xantana

- 2 zanahorias finamente picadas.

- 4 tallos de apio picados.

- 1 cuarto de caldo de mariscos

- 1 cucharada de aceite de oliva

- 1 taza de crema espesa

- 3 hojas de laurel

- Un puñado de perejil picado.

- 1 cucharada de jugo de limón

- Sal y pimienta negra al gusto.

Instrucciones:

1. Calienta una olla con el aceite a fuego medio.

2. Agrega la cebolla y cocina por 4 minutos.

3. Pon el ajo, el apio y la zanahoria y cocina por 1 minuto más.

4. Agrega la pasta de tomate y el caldo. Remueve.

5. Pon las hojas de laurel, la sal, la pimienta, los granos de pimienta, el pimentón, el tomillo y la goma xantana y cocina a fuego medio durante 1 hora.

6. Retira las hojas de laurel y agrega la nata, luego deja hervir a fuego lento.

7. Licua con una licuadora de inmersión, agrega los trozos de langosta y cocina por unos minutos más.

8. Agrega jugo de limón; revuelve, divide en tazones y espolvorea el perejil encima.

Tabla Nutricional:

Calorías: 370, Grasas: 31 g, Carbohidratos: 16 g, Proteínas: 7 g

4. Sopa de calabazas

Tiempo de Preparación: **15 minutos**

Tiempo de Cocción: **15 minutos**

Porciones: **3**

Ingredientes:

- 2 tazas de puré de calabaza
- 1/2 taza de crema espesa
- 1/2 taza de cebolla amarilla; Cortado.
- 32 onzas de caldo de pollo
- 1 diente de ajo; picado
- 1 cucharadita de comino
- 1 cucharadita de cilantro
- 2 cucharaditas de vinagre
- 2 cucharaditas de stevia
- 2 cucharadas de aceite de oliva
- 1 cucharada de chipotles en salsa adobo
- Una pizca de pimienta de Jamaica
- Sal y pimienta negra al gusto.

Instrucciones:

1. Calienta una olla con el aceite a fuego medio; agrega cebollas y ajo; revuelve y cocina por 4 minutos

2. Agrega stevia, comino, cilantro, chipotles y comino; revuelve y cocina por 2 minutos

3. Agrega el caldo y el puré de calabaza; revuelve y cocina por 5 minutos

4. Licua bien la sopa con una licuadora de inmersión y luego mezcla con sal, pimienta, crema espesa y vinagre.

5. Revuelve, cocina por 5 minutos más y divide en tazones. Sirve de inmediato.

Tabla Nutricional:

Calorías: 115, Grasas: 4 g, Carbohidratos: 16 g, Proteínas: 3 g

5. Coles de Bruselas jugosas

Tiempo de Preparación: **15 minutos**

Tiempo de Cocción: **10 minutos**

Porciones: **4**

Ingredientes:

- 1 libra de coles de Bruselas; recortado

- 1/4 taza de cebollas verdes; cortadas.

- 6 tomates cherry; reducido a la mitad

- 1 cucharada de aceite de oliva

- Sal y pimienta negra al gusto

Instrucciones:

1. Mezcla las coles de Bruselas con sal y pimienta negra en una fuente para hornear.

2. Cocina los brotes durante 10 minutos a 350 grados F (180°C) en un horno precalentado.

3. Mezcla estos brotes con cebollas verdes, tomates, aceite de oliva, sal y pimienta en una ensaladera.

4. Devora.

Tabla Nutricional:

Calorías: 135, Grasas: 10 g, Carbohidratos: 11 g, Proteínas: 4 g

6. Espárragos con queso al horno

Tiempo de Preparación: **10 minutos**

Tiempo de Cocción: **8 minutos**

Porciones: **4**

Ingredientes:

- 2 libras de espárragos frescos; recortado
- 1/2 cucharadita de orégano; seco
- 4 onzas. queso feta; desmenuzado
- 4 dientes de ajo; picado
- 1/4 taza de aceite de oliva
- Sal y pimienta negra al gusto

Instrucciones:

1. Mezcla los espárragos con sal, orégano, ajo, aceite, pimienta y queso en un bol.
2. Cocina durante 8 minutos a 350 grados F (180°C) en un horno precalentado.
3. Disfruta caliente.

Tabla Nutricional:

Calorías: 309, Grasas: 23 g, Carbohidratos: 5 g, Proteínas: 22 g

7. Pimientos Tofu Pesto

Tiempo de Preparación: **10 minutos**

Tiempo de Cocción: **15 minutos**

Porciones: **4**

Ingredientes:

- 12 pimientos morrones; cortar en mitades a lo largo
- 1 libra de tofu, cortado en cubitos
- 6 cucharadas de pesto de albahaca en frasco
- 1 cucharada de aceite de oliva
- 1/4 de cucharadita de hojuelas de pimiento rojo; aplastado
- Sal y pimienta negra al gusto

Instrucciones:

1. Extiende el tofu en una bandeja para hornear y hornea por 7 minutos a 350 grados.

2. Mezcla el tofu con pesto, sal, pimienta negra, hojuelas de pimienta y aceite en un tazón.

3. Rellena los pimientos morrones con la mezcla de tofu y colócalos en una bandeja para hornear.

4. Cocínalos durante 6 minutos a 320 grados F (180°C) en el horno precalentado.

5. Disfruta.

Tabla Nutricional:

Calorías: 349, Grasas: 14 g, Carbohidratos: 26 g, Proteínas: 30 g

8. Tomates parmesanos

Tiempo de Preparación: **10 minutos**

Tiempo de Cocción: **15 minutos**

Porciones: **4**

Ingredientes:

- 1 chile jalapeño; cortado

- 4 dientes de ajo; picado

- 1/4 taza de aceite de oliva

- 1/2 taza de parmesano; rallado

- 2 libras de tomates cherry; picados a la mitad

- Sal y pimienta negra al gusto

Instrucciones:

1. Mezcla los tomates con sal, ajo, jalapeño, pimienta negra y aceite de oliva en una fuente para hornear.

2. Cocina los tomates durante 15 minutos a 380 grados F (180°C) en un horno precalentado.

3. Decora con parmesano.

4. Disfruta.

Tabla Nutricional:

Calorías 180, Total Grasas 5 g, Total Carbohidratos 32 g, Proteínas 1 g

9. Brochetas de tomate

Tiempo de Preparación: **15 minutos**

Tiempo de Cocción: **10 minutos**

Porciones: **6**

Ingredientes:

- 3 cucharadas de vinagre balsámico
- 24 tomates cherry
- 2 cucharadas de aceite de oliva
- 3 dientes de ajo; picado
- 1 cucharada de tomillo; cortado
- Sal y pimienta negra al gusto

Instrucciones:

1. Toma un tazón mediano y agrega 1 cucharada de aceite, 3 dientes de ajo, tomillo, sal y pimienta negra.

2. Mezcla bien, luego agrega los tomates y cúbrelos generosamente.

3. Enhebra 6 tomates en cada brocheta.

4. Asa las brochetas de tomate durante 3 minutos por cada lado en una parrilla precalentada.

5. Mientras tanto, bate la pimienta, la sal y 1 cucharada de aceite.

6. Coloca las brochetas cocidas en los platos para servir.

7. Vierte el aderezo de vinagre sobre ellos.

8. Disfruta.

Tabla Nutricional:

Calorías 45, Carbohidratos 9 g, Proteínas 1 g

10. Brócoli con ajillo

Tiempo de Preparación: **10 minutos**

Tiempo de Cocción: **10 minutos**

Porciones: **2**

Ingredientes:

- 1 cabeza de brócoli; floretes separados
- 6 dientes de ajo; picado
- 1 cucharada de vinagre de vino de arroz chino
- 1 cucharada de aceite de maní
- Sal y pimienta negra al gusto

Instrucciones:

1. Mezcla el brócoli con sal, la mitad del aceite y la pimienta negra en un tazón grande.

2. Extiende el brócoli en una bandeja para hornear y hornee por 8 minutos a 350 grados F (180° C).

3. Mezcla el brócoli cocido con ajo, aceite de maní y vinagre de arroz en una ensaladera.

4. Sirve fresco.

Tabla Nutricional:

Calorías: 170, Grasas: 11 g, Carbohidratos: 11 g, Proteínas: 10 g

11. Ensalada Halloumi

Tiempo de Preparación: **15 minutos**

Tiempo de Cocción: **10 minutos**

Porciones: **1**

Ingredientes:

- 3 onzas de queso halloumi, rebanado
- 1 pepino en rodajas
- Un puñado de rúcula bebé
- 5 tomates cherry, cortados por la mitad
- Un chorrito de vinagre balsámico
- Nueces de 1 onza, picadas.
- Un chorrito de aceite de oliva
- Sal y pimienta negra al gusto.

Instrucciones:

1. Calienta la parrilla de su cocina a fuego medio-alto; agrega las piezas de halloumi, cocínalas a la parrilla durante 5 minutos por cada lado y transfiérelas a un plato
2. En un bol, mezcla los tomates con el pepino, las nueces y la rúcula.
3. Agrega trozos de halloumi encima, sazona todo con sal, pimienta, rocía el aceite y el vinagre, mezcla para cubrir y sirve.

Tabla Nutricional:

Calorías: 135, Grasas: 10 g, Carbohidratos: 7 g, Proteínas: 3

12. Sopa de tomate

Tiempo de Preparación: **10 minutos**

Tiempo de Cocción: **15 minutos**

Porciones: **4**

Ingredientes:

- 8 tiras de tocino, cocidas y desmenuzadas
- 4 cucharadas de ghee
- 1/4 taza de aceite de oliva
- 1/4 taza de salsa picante roja
- Un puñado de hojas de albahaca picadas.
- Sopa de tomate enlatada de 1 cuarto
- 1 cucharadita de orégano seco
- 2 cucharaditas de cúrcuma, molida
- Un puñado de cebolletas picadas.
- 2 cucharadas de vinagre de sidra de manzana
- Sal y pimienta negra al gusto.

Instrucciones:

1. Pon la sopa de tomate en una olla y caliéntala a fuego medio.

2. Agrega aceite de oliva, ghee, salsa picante, vinagre, sal, pimienta, cúrcuma y orégano; revuelve y cocina a fuego lento durante 5 minutos.

3. Quita el fuego; Divide la sopa en tazones, cubre con tocino desmenuzado, albahaca y cebollas verdes

Tabla Nutricional:

Calorías: 157, Grasas: 1 g, Carbohidratos: 32 g, Proteínas: 4 g

13. Zanahorias glaseadas con mantequilla

Tiempo de Preparación: **10 minutos**

Tiempo de Cocción: **10 minutos**

Porciones: **4**

Ingredientes:

- 2 tazas de zanahorias pequeñas
- 1 cucharada de vinagre marrón
- 1/2 cucharada de mantequilla; derretida
- Una pizca de sal y pimienta negra

Instrucciones:

1. Comienza echando zanahorias con vinagre, mantequilla, sal y pimientos negros.

2. Extiende las zanahorias glaseadas en una fuente para horno.

3. Cocina las zanahorias durante 10 minutos a 350 grados F (180°C) en un horno precalentado.

4. Disfruta.

Tabla Nutricional:

Calorías 155, Grasas 8 g, Carbohidratos 22 g, Proteínas 1.4 g

14. Ensalada de hinojo picante

Tiempo de Preparación: **10 minutos**

Tiempo de Cocción: **10 minutos**

Porciones: **2**

Ingredientes:

- 2 bulbos de hinojo; cortado en cuartos
- 1 taza de caldo de verduras
- 3 cucharadas de aceite de oliva
- Jugo de 1/2 limón
- 1 cucharada de ajo picado
- Sal y pimienta negra al gusto

Instrucciones:

1. Comienza salteando el ajo con aceite en una sartén.
2. Agrega hinojo, caldo, jugo de limón, sal y pimienta.
3. Cueza el hinojo durante 10 minutos a fuego medio-bajo.
4. Sirve fresco y tibio.

Tabla Nutricional:

Calorías: 98, Grasas: 9 g, Carbohidratos: 3 g, Proteínas: 2 g

15. Pastel de queso y espinacas

Tiempo de Preparación: **15 minutos**

Tiempo de Cocción: **25 minutos**

Porciones: **4**

Ingredientes:

- 7 oz. de harina
- 2 cucharadas de mantequilla
- 2 huevos
- 2 cucharadas de leche de almendras
- 7 oz de espinacas
- Sal y pimienta negra al gusto

Instrucciones:

1. Agrega harina, mantequilla, sal, pimienta, leche de almendras y 1 huevo a un procesador de alimentos.

2. Licua para obtener una masa suave y amasa bien.

3. Deja la masa durante 10 minutos sobre la superficie de trabajo.

4. Bate el huevo con las espinacas, la sal y la pimienta negra.

5. Primero, divide la masa en cuatro trozos y enróllalos hasta formar una corteza del tamaño de un molde.

6. Coloca la corteza en los moldes y presiónalos.

7. Vierte la mezcla de huevo en los moldes.

8. Cocínalos por 15 minutos aproximadamente a 360 grados F (180°C) en un horno precalentado.

9. Disfruta caliente.

Tabla Nutricional:

Calorías: 160, Grasas: 2 g, Carbohidratos: 6 g, Proteínas: 11 g

CAPÍTULO 13

1. Galletas de girasol

Tiempo de Preparación: **10 minutos**

Tiempo de Cocción: **8 minutos**

Porciones: **8**

Ingredientes:

- 1 huevo
- ½ taza de mantequilla de semillas de girasol
- 1 cucharada de aceite de coco
- 1 cucharada de Truvia
- ½ cucharadita de extracto de vainilla
- ¼ de cucharadita de levadura en polvo
- ¼ de cucharadita de bicarbonato de sodio
- ¼ de cucharadita de sal

Instrucciones:

1. Configura tu horno a 360 grados F (180°C) y saca una bandeja para hornear ligeramente engrasada.

2. Mientras tu horno se calienta, coloca el huevo en un tazón, seguido de la ½ taza de mantequilla de semillas de girasol, la cucharada de aceite de coco, la cucharada de Truvia, la ½ cucharadita de extracto de vainilla, el ¼ de cucharadita de levadura en polvo, el ¼ de cucharadita de bicarbonato de sodio y el ¼ de cucharadita de sal.

3. Mezcla bien todos los ingredientes antes de usar tus manos limpias para formar 8 grumos individuales con la mezcla.

4. Coloca los grupos de manera uniforme en la bandeja para cocinar engrasada y coloca la bandeja en el horno.

5. Deja cocer unos 8 minutos o hasta que se doren.

6. Saca las galletas del horno y déjalas enfriar.

7. Sirve cuando esté listo.

Tabla Nutricional:

Calorías: 70, Proteínas: 3 g, Carbohidratos: 65 g, Grasas: 6 g

2. Chocolate negro casero

Tiempo de Preparación: **10 minutos**

Tiempo de Cocción: **45 minutos**

Porciones: **2**

Ingredientes:

- 2 cucharadas de aceite de coco
- ¼ de taza de cacao en polvo
- 2 cucharadas de miel
- 1 cucharadita de extracto de vainilla

Instrucciones:

1. Pon 2 cucharadas de aceite de coco, seguidas de ¼ de taza de cacao en polvo, las 2 cucharadas de miel y la cucharadita de extracto de vainilla en un tazón y dedica unos minutos a remover todo bien.

2. Una vez bien mezclado, tapa el bol y colócalo en el frigorífico durante unos 45 minutos.

3. Una vez enfriado y endurecido, tu chocolate amargo casero está listo para comer.

Tabla Nutricional:

Calorías: 170, Proteínas: 2 g, Carbohidratos: 15 g, Grasas: 3 g

Tiempo de Preparación: **10 minutos**

Tiempo de Cocción: **0 minutos**

Porciones: **2**

Ingredientes:

- **1 taza de mantequilla de maní**
- **½ cucharadita de extracto puro de vainilla**
- **¼ de cucharadita de sal**
- **2 cucharadas de harina de almendras**
- **¼ de taza de leche**

Instrucciones:

1. Pon la taza de mantequilla de maní en un tazón, seguido de la ½ cucharadita de extracto puro de vainilla, su ¼ de cucharadita de sal, las 2 cucharadas de harina de almendras y el ¼ de taza de leche.

2. Mezcla bien todos los ingredientes y vierte en una fuente para horno refractaria.

3. Coloca el plato en el horno y ajusta la temperatura a 380 grados (200°C).

4. Cocina durante unos 8 minutos.

5. Saca del horno y deja enfriar a temperatura ambiente.

6. Una vez frío, córtalo en rodajas y sírvelo.

Tabla Nutricional:

Calorías: 116, Proteínas: 4 g, Carbohidratos: 6 g, Grasas: 5 g

4. Cuajada de limón baja en calorías

Tiempo de Preparación: **5 minutos**

Tiempo de Cocción: **5 minutos**

Porciones: **1-2**

Ingredientes:

- ¼ de taza de jugo de limón

- 1 huevo

- ¼ de taza de mantequilla

Instrucciones:

1. Prepara una cacerola pequeña, colócala en una cocina a fuego medio y agrega el ¼ de taza de mantequilla.

2. Ahora agrega el huevo y el ¼ de taza de jugo de limón y revuelve vigorosamente mientras se cocina durante los siguientes 5 minutos.

3. Apaga el fuego, transfiere la mezcla a un plato y sirve.

Tabla Nutricional:

Calorías: 74, Proteínas: 1 g, Carbohidratos: 1 g, Grasas: 7 g

5. Helado de coco y aguacate

Tiempo de Preparación: **5 minutos**

Tiempo de Cocción: **4 horas**

Porciones: **1**

Ingredientes:

- 1 aguacate grande
- 1 taza de leche de coco
- 1 cucharada de aceite MCT
- 1 cucharada de jugo de limón
- 1 cucharadita de hojas de menta picadas
- ¼ de cucharadita de sal

Instrucciones:

1. Retira la piel y el hueso de tu aguacate.

2. Coloca el aguacate, la leche de coco, una cucharada de aceite MCT, una cucharada de jugo de limón y una cucharadita de hojas de menta picadas en una licuadora y mezcla durante aproximadamente 1 minuto.

3. Ahora vierte la mezcla en un recipiente de plástico y colócala en el congelador.

4. Congela durante aproximadamente 4 horas antes de comer.

5. Sirve cuando esté listo.

Tabla Nutricional:

Calorías: 109, Proteínas: 8 g, Carbohidratos: 11 g, Grasas: 90 g

6. Galletas Snickerdoodle en ayunas

Tiempo de Preparación: **5 minutos**

Tiempo de Cocción: **8 minutos**

Porciones: **8**

Ingredientes:

- 1 taza de mantequilla
- ½ taza de harina de almendras
- ½ taza de harina de coco
- 1 huevo
- ¼ de taza de levadura en polvo
- 1 cucharada de bicarbonato de sodio
- 1 cucharadita de canela

Instrucciones:

1. Precaliente el horno a 350 grados (180°C)

2. Ahora saca un tazón mediano y agrega la taza de mantequilla, seguida de la ½ taza de harina de almendras, la ½ taza de harina de coco, el huevo, el ¼ de taza de levadura en polvo, la cucharada de bicarbonato de sodio y la cucharadita de canela.

3. Mezcla bien todos los ingredientes del tazón antes de usar tus manos (limpias) para formar 8 grumos individuales.

4. Coloca las galletas en una bandeja para hornear engrasada y colócalas en el horno.

5. Deja cocer unos 8 minutos o hasta que se doren.

6. Deja enfriar las galletas y sírvelas cuando estén listas.

Tabla Nutricional:

Calorías: 105, Proteínas: 5 g, Carbohidratos: 3 g, Grasas: 25 g

7. Pudín de semillas de chía

Tiempo de Preparación: **10 minutos**

Tiempo de Cocción: **3 horas**

Porciones: **1-2**

Ingredientes:

- ½ taza de leche de coco
- ¼ de taza de semillas de chía
- 1 cucharada de Truvia
- 1 cucharadita de canela
- ¼ de cucharadita de sal

Instrucciones:

1. Toma tu ½ taza de leche de coco, seguida de un ¼ de taza de semillas de chía, la cucharada de Truvia, la cucharadita de canela, el ¼ de sal y el ¼ de cucharadita de canela y deposítalos en un tazón para mezclar.

2. Mezcla bien todos los ingredientes durante un par de minutos.

3. Una vez mezclado, coloca papel plástico sobre el bol y colócalo en el refrigerador.

4. 4. Enfría durante aproximadamente 3 horas y sirve cuando esté listo.

Tabla Nutricional:

Calorías: 95, Proteínas: 2 g, Carbohidratos: 2 g, Grasas: 10 g

8. Pudín de plátano

Tiempo de Preparación: **10 minutos**

Tiempo de Cocción: **4 horas**

Porciones: **1**

Ingredientes:

- 1/2 taza de crema espesa o ¼ de taza de espesa y ¼ de taza de leche de almendras
- 1 yema de huevo grande
- 3 cucharadas de eritritol en polvo
- 1/2 cucharadita de goma xantana
- 1/2 cucharadita de extracto de plátano

Instrucciones:

1. Combina la yema de huevo, la crema espesa (o leche de almendras y crema espesa) y eritritol en polvo.

2. A baño maría, bate constantemente hasta que la mezcla espese y el eritritol se disuelva.

3. Agrega y bate la goma xantana hasta que espese aún más.

4. Agrega el extracto de plátano y una pizca de sal, revuelve bien.

5. Colar a través de un colador y transfiere a la fuente para servir, cubre con una envoltura para tocar la superficie del pudín.

6. Refrigera durante aproximadamente 4 horas y disfrute.

Tabla Nutricional:

Calorías: 130, Grasas: 4 g, Carbohidratos: 20 g, Proteínas: 2 g

9. Crema de pistacho de fresa

Tiempo de Preparación: **10 minutos**

Tiempo de Cocción: **2 – 4 horas**

Porciones: **2**

Ingredientes:

- 8 oz. fresas
- 2 onzas. pistachos salados
- 1/2 taza de crema espesa
- 1/2 taza de leche de almendras
- 2 cucharaditas de stevia

Instrucciones:

1. Coloca los moldes para paletas de helado en el congelador de antemano. Esto ayuda a acelerar el proceso de congelación.

2. Licua las fresas, la stevia, la crema espesa y la leche de almendras hasta que estén completamente combinados. Deja reposar esta mezcla durante aproximadamente un minuto para que la crema tenga la oportunidad de airearse y batirse.

3. Echa los pistachos a la mezcla y revuelva, no mezcles. También puedes usar nueces, anacardos.

4. Vierte la mezcla de creamsicle en tus moldes de paletas frías e inserta las bases. Congela durante aproximadamente 2 horas o hasta que cuaje.

5. Para quitar la crema, deja que el agua caliente corra contra el exterior de los moldes para paletas. Esto derretirá un poco del helado que pega la nata a los moldes. Luego, tira suavemente de las bases hasta que salga el helado.

Tabla Nutricional:

Calorías: 120, Grasas: 6 g, Carbohidratos: 14 g, Proteínas: 3 g

10. Pudín de chocolate con aguacate

Tiempo de Preparación: **10 minutos**

Tiempo de Cocción: **5 minutos**

Porciones: **1**

Ingredientes:

- Un aguacate
- 2 ½ cucharadas de cacao en polvo crudo
- 1/16 cucharadita de pimienta de cayena molida
- Una cucharadita de canela de Ceilán
- 1 cucharada de leche de coco
- 1 cucharada de eritritol
- 1/2 cucharadita de extracto de vainilla
- 1 pizca de stevia
- 1 pizca de sal marina del Himalaya rosa

Instrucciones:

1. Corta y licúa el aguacate en un procesador de alimentos.
2. Pon cacao en polvo, leche de coco y extracto de vainilla. Mezcla hasta que esté suave.
3. Agrega canela, edulcorante, pimienta de cayena molida y un poco de stevia.
4. Licua y raspa los lados del procesador de alimentos para obtener todos los trozos.
5. Sirve con una pizca de sal marina rosada del Himalaya gruesa para un crujiente sabroso.

Tabla Nutricional:

Calorías: 87, Grasas: 7 g, Carbohidratos: 9 g, Proteínas: 1.5 g

CAPÍTULO 14

RECETAS DE BATIDOS

1. Batido deluxe de Piña y Coco

Tiempo de Preparación: **5 minutos**

Tiempo de Cocción: **5 minutos**

Porciones: **2**

Ingredientes:

- 1 taza de trozos de piña
- 1 taza de leche de coco
- 1/2 taza de jugo de piña
- 1 plátano maduro
- 1/2 - 3/4 tazas de cubitos de hielo
- Stevia líquida pura al gusto
- 1 cucharada de proteína de cáñamo en polvo

Instrucciones:

1. En una licuadora, combina los trozos de piña, la leche de coco, el plátano, el hielo y la estevia líquida pura.

2. Haz puré hasta que quede suave.

3. Vierte en dos vasos grandes.

4. Decora con una rodaja de piña si lo deseas.

Tabla Nutricional:

Calorías: 120, Carbohidratos: 30 g

2. Divino batido de vainilla

Tiempo de Preparación: **5 minutos**

Tiempo de Cocción: **5 minutos**

Porciones: **2**

Ingredientes:

- 1 taza de leche de coco o almendras
- ¼ de taza de mantequilla de almendras
- 1 cucharadita de pasta de vainilla (o extracto de vainilla)
- 2 tazas de hielo
- Crema de vainilla y stevia de hoja dulce, al gusto
- Polvo de Proteínas de cáñamo de vainilla - 1 cucharada

Instrucciones:

1. Agrega todos los ingredientes excepto el hielo a la licuadora. Haz un puré bien.
2. Agrega hielo y mezcla hasta que el hielo esté triturado y el batido esté bien mezclado y suave.
3. Vierte en dos vasos y sirve inmediatamente.
4. Agrega más o menos hielo para que el batido tenga una consistencia más fina o más espesa.

Tabla Nutricional:

Calorías: 130, Grasas: 3 g, Carbohidratos: 6 g, Proteínas: 20 g

3. Batido delicioso de coco y naranja

Tiempo de Preparación: **5 minutos**

Tiempo de Cocción: **5 minutos**

Porciones: **2**

Ingredientes:

- 1/2 taza de jugo de naranja recién exprimido
- 1 cucharada de proteína de cáñamo en polvo
- 1/2 taza de leche de coco entera de la lata (¡no de la caja!)
- 1 cucharadita de vainilla
- 1/2 taza de hielo picado

Instrucciones:

1. Agrega todos los ingredientes a una licuadora.

2. Licua hasta que quede suave y agrega hielo según sea necesario para obtener la consistencia que desee.

Tabla Nutricional:

Calorías: 115, Grasas: 2 g, Carbohidratos: 22 g, Proteínas: 4 g

4. Batido de piña y baby kale

Tiempo de Preparación: **5 minutos**

Tiempo de Cocción: **5 minutos**

Porciones: **2**

Ingredientes:

- 1 taza de leche de almendras

- 1/2 taza de piña congelada

- 1 taza de baby Kale

- 1 cucharada de proteína de cáñamo en polvo

Instrucciones:

1. Coloca la leche de almendras, la piña y las verduras en la licuadora y mezcla hasta que quede suave.

2. Disfruta de inmediato.

Tabla Nutricional:

Calorías: 185, Grasas: 8 g, Carbohidratos: 25 g, Proteínas: 8 g

5. Batido de fresa y coco

Tiempo de Preparación: **5 minutos**

Tiempo de Cocción: **5 minutos**

Porciones: **2**

Ingredientes:

- 1 taza de leche de coco
- 1 plátano congelado, en rodajas
- 2 tazas de fresas congeladas
- 1 cucharadita de extracto de vainilla
- 1 cucharada de proteína de cáñamo en polvo

Instrucciones:

1. Agrega todos los ingredientes a la licuadora y mezcla hasta que quede suave.
2. Sirve con hielo.

Tabla Nutricional:

Calorías: 165, Grasas: 5 g, Carbohidratos: 20 g, Proteínas: 11 g

6. Batidos bonanza de arándanos

Tiempo de Preparación: **5 minutos**

Tiempo de Cocción: **5 minutos**

Porciones: **2**

Ingredientes:

- 1/4 taza de leche enlatada de coco o almendras
- 1/2 taza de agua
- 1 plátano mediano, en rodajas
- 1 taza de arándanos congelados
- 1 cucharada de almendras crudas

Instrucciones:

1. Agrega la leche de coco, agua, plátano, arándanos y almendras al vaso de la licuadora.

2. Cubre y mezcla hasta que quede suave. Vierte en 2 vasos.

Tabla Nutricional:

Calorías: 163, Grasas: 1 g, Carbohidratos: 30 g, Proteínas: 8 g

7. Batido de durazno y coco

Tiempo de Preparación: **5 minutos**

Tiempo de Cocción: **5 minutos**

Porciones: **2**

Ingredientes:

- 1 taza de leche de coco entera, fría
- 1 taza de hielo
- 2 duraznos grandes frescos, pelados y cortados en trozos
- ralladura de limón fresco, al gusto
- 1 cucharada de proteína de cáñamo en polvo

Instrucciones:

1. Agrega la leche de coco, el hielo y la licuadora de duraznos. Con un rallador, agrega unas ralladuras de limón fresco.
2. Licua a velocidad alta hasta que quede suave.

Tabla Nutricional:

Calorías: 200, Grasas: 5 g, Carbohidratos: 35 g, Proteínas: 9 g

8. Batido de tarta de lima

Tiempo de Preparación: **5 minutos**

Tiempo de Cocción: **5 minutos**

Porciones: **2**

Ingredientes:

- 1 taza de leche de coco

- 1 taza de hielo

- 1/2 aguacate

- ralladura y jugo de 2 limas

- Stevia líquida pura al gusto

- 1 cucharada de proteína de cáñamo en polvo

Instrucciones:

1. Agrega todos los ingredientes a la licuadora y mezcla hasta que quede suave.

2. Agrega hielo y sirve.

Tabla Nutricional:

Calorías: 200, Grasas: 1 g, Carbohidratos: 25 g, Proteínas: 20 g

9. Batido rico en proteínas

Tiempo de Preparación: **5 minutos**

Tiempo de Cocción: **5 minutos**

Porciones: **2**

Ingredientes:

- 1 taza de leche de almendras
- 1/2 aguacate
- 4 fresas
- 1/2 plátanos (muy maduros)
- 1/2 taza de col rizada cruda o espinaca
- 1/4 taza de zanahoria o jugo de naranja 100%
- 1 taza de yogur de coco o leche de almendras
- 1 cucharada de proteína de cáñamo en polvo

Instrucciones:

1. Agrega los ingredientes a tu licuadora y mezcla.
2. Se puede agregar más agua o hielo para ayudar con la textura/grosor preferido.

Tabla Nutricional:

Calorías: 250, Grasas: 7 g, Carbohidratos: 23 g, Proteínas: 25 g

10. Batido de proteína de piña

Tiempo de Preparación: **5 minutos**

Tiempo de Cocción: **5 minutos**

Porciones: **2**

Ingredientes:

- 1 taza de trozos de piña
- 1 taza de leche de coco (fresca o enlatada)
- ½ banana mediana
- ¼ de taza de cubitos de hielo
- ¼ de cucharadita de vainilla en polvo
- pizca de sal baja en sodio
- 1 cucharada de proteína de cáñamo en polvo

Instrucciones:

1. Pela la piña y córtala en trozos pequeños.
2. Pon todo en una licuadora de alta velocidad y mezcla hasta que quede suave.

Tabla Nutricional:

Calorías: 210, Grasas: 2 g, Carbohidratos: 25 g, Proteínas: 23 g

11. Batido de frambuesa y coco

Tiempo de Preparación: **5 minutos**

Tiempo de Cocción: **5 minutos**

Porciones: **2**

Ingredientes:

- ½ - 1 taza de leche de coco (dependiendo de qué tan espesa le guste)
- 1 plátano mediano, pelado en rodajas y congelado
- 2 cucharaditas de extracto de coco (opcional)
- 1 taza de frambuesas congeladas
- 1 cucharada de proteína de cáñamo en polvo
- opcional: copos de coco rallado y stevia al gusto

Instrucciones:

1. Agrega la leche de coco, rodajas de plátano congelado y extracto de coco a tu licuadora.
2. Pulsar 1-2 minutos hasta que quede suave.
3. Agrega las frambuesas congeladas y continúa batiendo hasta que quede suave.
4. Vierte en tu vaso, cubre con un par de frambuesas y un poco de coco rallado y ¡disfruta!

Tabla Nutricional:

Calorías: 160, Grasas: 8 g, Carbohidratos: 20 g, Proteínas: 2 g

12. Yogur de aguacate y espinacas

Tiempo de Preparación: **5 minutos**

Tiempo de Cocción: **5 minutos**

Porciones: **2**

Ingredientes:

- 1 aguacate maduro pelado y machacado
- 2 kiwis pelados y picados
- 1 taza de espinacas tiernas, picadas
- 1 taza de jugo de naranja
- 1 taza de yogur griego de vainilla

Instrucciones:

1. Mezcla todos los ingredientes en la licuadora y procesa hasta que quede suave.

2. Sirve sobre hielo picado en vasos altos.

3. Rinde 2 porciones.

Tabla Nutricional:

Calorías: 145, Grasas: 1 g, Carbohidratos: 13 g, Proteínas: 5 g

13. Banana canela y brócoli

Tiempo de Preparación: **5 minutos**

Tiempo de Cocción: **5 minutos**

Porciones: **2**

Ingredientes:

- 2 cucharaditas de canela molida
- 2 plátanos orgánicos congelados
- 3 tazas de leche de almendras
- 1/2 taza de floretes de brócoli
- 2 cucharadas de miel)

Instrucciones:

1. Prepara todos los ingredientes en la licuadora y mezcla hasta que quede suave.
2. Sirve sobre hielo picado en vasos altos.
3. Rinde 2 Porciones.

Tabla Nutricional:

Calorías: 260, Grasas: 1 g, Carbohidratos: 58 g, Proteínas: 9 g

14. Uvas de coco y espinacas

Tiempo de Preparación: **5 minutos**

Tiempo de Cocción: **5 minutos**

Porciones: **2**

Ingredientes:

- 1 taza de uvas verdes sin semillas, congeladas
- 2 tazas de espinaca picada
- 2 plátanos congelados
- 2 manzanas verdes peladas y cortadas en trozos pequeños
- 3 tazas de agua de coco
- 2 cucharaditas de aceite de coco
- 3 cucharadas de miel
- 2 cucharaditas de semillas de lino molidas

Instrucciones:

1. Mezcla todos los ingredientes en la licuadora.
2. Sirve sobre hielo picado en vasos altos.
3. Rinde 2 porciones.

Tabla Nutricional:

Calorías: 160, Grasas: 0.4 g, Carbohidratos: 38 g, Proteínas: 3 g

15. Limón, arándanos y espinacas

Tiempo de Preparación: **5 minutos**

Tiempo de Cocción: **5 minutos**

Porciones: **2**

Ingredientes:

- **2 cucharadas de jugo de limón**
- **1/2 taza de arándanos frescos**
- **1/2 taza de fresas frescas**
- **1 plátano pelado y en rodajas**
- **1 1/2 tazas de espinacas tiernas, picadas**
- **1 cucharada de menta fresca**
- **Cubos de hielo**

Instrucciones:

1. Combina todos los ingredientes excepto los cubitos de hielo y mezcla.

2. Agrega cubitos de hielo y procesa hasta que quede suave.

3. Vierte en vasos altos.

4. Rinde 2 porciones.

Tabla Nutricional:

Calorías: 202, Grasas: 1 g, Carbohidratos: 47 g, Proteínas: 4 g

16. Coco de lima con espinacas

Tiempo de Preparación: **5 minutos**

Tiempo de Cocción: **5 minutos**

Porciones: **2**

Ingredientes:

- 2 limones exprimidos
- 2 tazas de espinaca picada
- 1 taza de leche de coco
- 1 taza de agua de coco
- Cubos de hielo

Instrucciones:

1. Mezcla todos los ingredientes excepto los cubitos de hielo y licua.

2. Agrega cubitos de hielo y procesa hasta que quede suave.

3. Vierte en vasos altos. Rinde 2 Porciones.

Tabla Nutricional:

Calorías: 185, Grasas: 2 g, Carbohidratos: 40 g, Proteínas: 8 g

17. Durazno, kale, vainilla

Tiempo de Preparación: **5 minutos**

Tiempo de Cocción: **5 minutos**

Porciones: **2**

Ingredientes:

- 2 tazas de duraznos congelados
- 3 tazas de col rizada (kale) picada
- 2 cucharadas de proteína de vainilla en polvo
- 2 tazas de leche de almendras sin azúcar
- 1 taza de piña congelada
- 1 plátano pelado y en rodajas
- 2 cucharadas de semillas de lino molidas

Instrucciones:

1. Combina todos los ingredientes y mezcla hasta que quede suave.
2. Sirve sobre hielo picado en vasos altos.
3. Rinde 2 porciones.

Tabla Nutricional:

Calorías: 250, Grasas: 5 g, Carbohidratos: 39 g, Proteínas: 18 g

18. Plátano, piña, col rizada

Tiempo de Preparación: **5 minutos**

Tiempo de Cocción: **5 minutos**

Porciones: **2**

Ingredientes:

- 1 3/4 taza de piña picada
- 2 1/4 tazas de col rizada picada
- 3/4 taza de leche de coco
- 1 1/2 plátanos pelados y picados
- Cubos de hielo

Instrucciones:

1. Coloca todos los ingredientes juntos excepto los cubitos de hielo en la licuadora. Procesa hasta que quede suave.

2. Agrega cubitos de hielo y licua.

3. Vierte en vasos altos. Rinde 2 porciones.

Tabla Nutricional:

Calorías: 250, Grasas: 4 g, Carbohidratos: 50 g, Proteínas: 9 g

19. Batido de Kale, frambuesa y perejil

Tiempo de Preparación: **5 minutos**

Tiempo de Cocción: **5 minutos**

Porciones: **2**

Ingredientes:

- 1 1/4 tazas de frambuesas orgánicas congeladas

- 1/2 taza de hojas de col rizada picadas

- 3/4 taza de perejil de hoja plana

- 1 1/2 plátanos pelados y en rodajas

- 1 1/4 taza de agua

- 1 1/4 cucharadita de semillas de lino molidas

Instrucciones:

1. Mezcla todos los ingredientes en la licuadora y procesa hasta que quede suave.

2. Si la mezcla es demasiado espesa, agrega más agua.

3. Sirve sobre hielo picado en vasos altos.

4. Rinde 2 porciones.

Tabla Nutricional:

Calorías: 150, Grasas: 1 g, Carbohidratos: 37 g, Proteínas: 3 g

CAPÍTULO 15

RECETAS PRINCIPALES

1. Tilapia frita

Tiempo de Preparación: **10 minutos**

Tiempo de Cocción: **5-10 minutos**

Porciones: **2**

Ingredientes:

- ½ taza de almidón de maíz o harina de almendras
- ½ cucharadita de cebolla en polvo
- ½ cucharadita de ajo en polvo
- ¼ de cucharadita de comino molido
- ½ cucharadita de chile en polvo
- 2 filetes de tilapia (6 onzas cada uno)
- Pimienta recién molida al gusto
- Sal al gusto
- 1 cucharada de hojas frescas de cilantro, para decorar
- ½ cucharada de aceite de canola o aceite vegetal
- Rodajas de lima para servir

1. Prepara todos los ingredientes secos en un bol y revuelve.

2. Espolvorea sal y pimienta sobre los filetes.

3. Pon los filetes en la mezcla de Ingredientes secos. Agita para que caiga la mezcla extra y coloca en un plato.

4. Coloca una sartén antiadherente a fuego medio. Agrega el aceite. Luego los filetes y cocina hasta que la parte inferior esté dorada.

5. Sirve adornado con cilantro y con rodajas de lima.

Tabla Nutricional:

Calorías: 210, Grasas: 8 g, Carbohidratos: 9 g, Proteínas: 22 g

2. Cerdo salteado con jengibre y salsa de soja

Tiempo de Preparación: **15 minutos**

Tiempo de Cocción: **20 minutos**

Porciones: **4**

Ingredientes:

- 18 onzas de lomo de cerdo, sin grasa, picado en trozos pequeños
- 4 cucharadas de salsa de soja oscura
- 11 onzas de champiñones, en rodajas
- 5 onzas de guisantes, recortado
- 2 dientes de ajo, pelados y en rodajas finas
- Pimienta recién molida al gusto
- 2 cucharaditas de almidón de maíz
- ¼ de taza de agua
- 4 pimientos rojos, sin pepitas, en rodajas
- 2 pulgadas de jengibre, pelado y cortado en palitos finos
- 8 cebolletas, cortadas en trozos de 1 pulgada

Instrucciones:

1. Agrega un poco de sal y pimienta sobre la carne de cerdo y agrega a la sartén caliente.

2. Cocina hasta que se dore por completo.

3. Añade los champiñones y los pimientos y sofríe un par de minutos.

4. Agrega los guisantes y saltea por un minuto.

5. Agrega el ajo, el jengibre, las cebolletas y cocina hasta que esté aromático.

6. Vuelve a colocar la carne de cerdo en la olla.

7. Bate la maicena, la salsa de soja y el agua en un bol y vierte en el wok.

8. Revuelve constantemente hasta que la mezcla espese. Cocina hasta que la carne de cerdo esté cocida al punto deseado.

9. Sirve.

Tabla Nutricional:

Calorías: 320, Grasas: 29 g, Carbohidratos: 2 g, Proteínas: 9 g

3. Cosecha de pollo a la cazuela

Tiempo de Preparación: **15 minutos**

Tiempo de Cocción: **25 minutos**

Porciones: **3**

Ingredientes:

- 1 cucharada de aceite de oliva extra virgen + extra para engrasar
- Sal kosher al gusto
- 1 cebolla pequeña, picada
- ½ libra de coles de Bruselas, cortadas en cuartos
- Pechugas de pollo deshuesadas y sin piel de 1 libra
- Pimienta recién molida al gusto
- 1 camote mediano
- ½ cucharadita de tomillo seco
- 2 cucharadas de caldo de pollo
- ¼ de taza de arándanos secos
- ½ cucharadita de tomillo seco
- 3 tazas de arroz salvaje cocido
- ¼ de taza de almendras en rodajas

Instrucciones:

1. Coloca una sartén profunda a fuego medio-alto.
2. Agrega sal y pimienta sobre el pollo y colócalo en la sartén.
3. Cocina hasta que esté dorado.

4. Consígalo con una espumadera y colócalo en tu tabla de cortar. Pica en trozos pequeños.

5. Agrega la batata, la cebolla y las coles de Bruselas y revuelve.

6. Agrega el tomillo, la sal, el pimentón y la pimienta y cocina hasta que estén suaves.

7. Agrega el caldo y cubre con una tapa. Cocina hasta que la batata esté blanda.

8. Agrega el arroz, los arándanos y el pollo y mezcla bien. Transfiere a una fuente para hornear engrasada. Espolvorea las almendras encima.

9. Precalienta el horno a 325 ° F (180°C) y hornea por 20 minutos.

10. Déjalo enfría durante 5 minutos.

11. Sirve.

Tabla Nutricional:

Calorías: 1594, Grasas: 21 g, Carbohidratos: 275 g, Proteínas: 80 g

4. Tazones de camarones ennegrecidos

Tiempo de Preparación: **10 minutos**

Tiempo de Cocción: **25 minutos**

Porciones: **2**

Ingredientes:

- ½ libra de camarones, descartar las colas, pelados, desvenados
- ½ cucharadita de pimentón
- 1 cucharadita de cebolla en polvo
- Pimienta recién molida al gusto
- ½ taza de maíz tostado al fuego
- 1 cucharada de cilantro picado + extra para decorar
- 1 aguacate pequeño, pelado, sin hueso y en rodajas
- 1 taza de arroz integral cocido
- 1 cucharadita de comino molido
- ½ cucharadita de ajo en polvo
- Sal kosher al gusto
- 1 cucharada de aceite de oliva, dividida
- ½ pimiento rojo, cortado en cubitos
- Jugo de ½ lima, dividido

Instrucciones:

Para camarones:

1. Agrega los camarones en un tazón. Espolvorea todas las especias y sal por encima. Mezcla bien.

2. Coloca una sartén a fuego medio-alto. Agrega la mitad del aceite.

3. Agrega los camarones y cocina hasta que se tornen traslúcidos.

Para ensalada:

4. Agrega el maíz, el pimiento rojo y el cilantro en un tazón y mezcla.

5. Rocía el aceite restante, el jugo de limón, la sal y la pimienta y mezcla bien.

6. Agrega ½ taza de arroz en cada tazón. Capa con camarones seguidos de ensalada de maíz y finalmente rodajas de aguacate.

7. Espolvorea cilantro encima y rocía jugo de limón y sirve.

Tabla Nutricional:

Calorías: 380, Grasas: 8 g, Carbohidratos: 39 g, Proteínas: 40 g

5. Cacerola de Chile sin picar

Tiempo de Preparación: **15 minutos**

Tiempo de Cocción: **45 minutos**

Porciones: **4**

Ingredientes:

- 2 cucharaditas de aceite de canola

- 2 latas de frijoles rojos sin sal, enjuagados y escurridos

- 2 paquetes de pimiento dulce congelado y verduras salteadas con cebolla

- 4-6 cucharaditas de chile en polvo

- 24 onzas de carne molida magra

- 2 latas de tomates cortados en cubitos sin sal, con su líquido

- 2 paquetes de condimento para tacos o chile bajo en sodio

- 4 cucharadas de kétchup

- Para servir: use uno o más

- Queso cheddar rallado bajo en grasa

- Aceitunas negras, en rodajas

- Yogur griego natural sin grasa

- Cebollas verdes, en rodajas

- Cilantro picado

Instrucciones:

1. Prepara una sartén de hierro fundido a fuego alto. Agrega la carne y saltea hasta que se dore.

2. Agrega el resto de los ingredientes excepto el kétchup y luego revuelve.

3. Baja el fuego y cubre con una tapa. Cocina a fuego lento hasta que las verduras estén cocidas.

4. Apaga el fuego. Agrega el kétchup y revuelve.

5. Déjalo reposar un rato tapado.

6. Sirve en tazones. Cubre con los ingredientes sugeridos y sirve.

Tabla Nutricional:

Calorías: 290, Grasas: 6 g, Carbohidratos: 32 g, Proteínas: 25 g

6. Estofado de pollo con cúrcuma

Tiempo de Preparación: **15 minutos**

Tiempo de Cocción: **30 minutos**

Porciones: **3**

Ingredientes:

- 1 cucharada de aceite de oliva
- 1 camote, en cubos
- 1 berenjena mediana, en cubos
- ½ cucharada de jengibre fresco picado
- ¼ de taza de caldo de pollo bajo en sodio
- 1 pechuga de pollo, sin piel, deshuesada, en cubos
- 1 cebolla morada pequeña, picada
- 1 diente de ajo picado
- 1 cucharadita de cúrcuma en polvo

Instrucciones:

1. Coloca una sartén a fuego medio-alto. Agrega el aceite.
2. Pon el pollo y dore hasta que se dore.
3. Agrega la cebolla y el camote y cocina hasta que la cebolla se ponga rosa.
4. Agrega el ajo, la berenjena, el jengibre y la cúrcuma y saltea durante unos segundos hasta que esté aromático.
5. Agrega el caldo y cocina a fuego lento hasta lograr el espesor deseado. Revuelve de vez en cuando.

6. Sirve en tazones.

Tabla Nutricional:

Calorías: 150, Grasas: 1 g, Carbohidratos: 37 g, Proteínas: 3 g

7. Ensalada tibia de pollo

Tiempo de Preparación: **10 minutos**

Tiempo de Cocción: **15 minutos**

Porciones: **4**

Ingredientes:

- 4 pechugas de pollo pequeñas, sin piel, deshuesadas, cortadas por la mitad
- 2 pimientos morrones grandes de color naranja o rojo, sin semillas, cortados en cuadrados de 1 pulgada
- 3 1/2 onzas de berros, desecha los tallos duros
- 1 pepino mediano, en rodajas
- 2 lechugas pequeñas, hojas separadas
- 4 tomates medianos, picados
- 2 cucharaditas. vinagre balsámico espeso
- Sal marina al gusto
- Pimienta recién molida al gusto

Instrucciones:

1. Espolvorea sal y pimienta sobre el pollo.

2. Prepara una sartén antiadherente grande a fuego alto. Rocía con aceite en aerosol.

3. Agrega el pollo y cocina hasta que esté completamente dorado. Retira en su tabla de cortar. Cocina en lotes si es necesario. Rocía la sartén en cada lote.

4. Déjalo enfriar y córtalo en rodajas.

5. Rocía un poco de aceite en la sartén. Agrega el pimiento y cocina hasta que esté ligeramente carbonizado. Apaga el fuego.

6. Coloca berros, tomates y pepinos sobre la lechuga.

7. Esparcir el pimiento morrón cocido. Coloca las rodajas de pollo por todas partes.

8. Pon vinagre balsámico y jugo de limón encima. Espolvorea pimienta encima y sirve.

Tabla Nutricional:

Calorías: 260, Grasas: 10 g, Carbohidratos: 18 g, Proteínas: 18 g

8. Wrap de frijoles blancos

Tiempo de Preparación: **15 minutos**

Tiempo de Cocción: **15 minutos**

Porciones: **2**

Ingredientes:

- 1 cucharada de vinagre de sidra de manzana
- 1 cucharadita de chile chipotle enlatado finamente picado en salsa adobo
- 1 taza de col lombarda rallada
- 2 cucharadas de cilantro fresco picado
- 1 aguacate maduro pequeño, pelado, sin hueso y picado
- 1 cucharada de cebolla morada picada
- ½ cucharada de aceite de canola
- Sal al gusto
- 1 zanahoria pequeña, rallada
- ½ lata de frijoles blancos, enjuagados
- ¼ de taza de queso cheddar picante rallado
- 2 tortillas o envolturas de trigo integral (de 8 a 10 pulgadas cada una)

Instrucciones:

1. Agrega vinagre, chile chipotle, aceite y sal en un bol y bate bien.
2. Agrega las verduras y mezcla bien.
3. Agrega los frijoles y el aguacate en otro tazón y tritúralos hasta

obtener la consistencia deseada.

4. Pon el queso y la cebolla y mezcla bien.

5. Unta alrededor de ½ taza de la mezcla de frijoles en las envolturas. Esparce la mezcla de repollo.

6. Envuelve en papel aluminio si lo deseas y sirve.

Tabla Nutricional:

Calorías: 340, Grasas: 15 g, Carbohidratos: 44 g, Proteínas: 12 g

9. Plato caliente de brócoli, ternera y patatas

Tiempo de Preparación: **20 minutos**

Tiempo de Cocción: **1 hora**

Porciones: **4**

Ingredientes:

- 3/4 de libra de brócoli, cortado en floretes de 1 pulgada
- 3/4 de libra de carne molida magra
- Sal al gusto
- Salsa Worcestershire
- 3 cucharadas de almidón de maíz
- 1/8 de cucharadita de cúrcuma en polvo
- 1 huevo pequeño, ligeramente batido
- 1/8 de cucharadita de pimentón
- 1 cucharada de aceite de canola
- 1 cebolla mediana, picada
- ½ cucharadita. polvo de ajo
- 2 tazas de leche baja en grasa
- Pimienta recién molida al gusto
- 1 taza de queso cheddar fuerte
- 2 tazas de papas ralladas congeladas o precocidas

Instrucciones:

1. Coloca el brócoli en un tazón. Rocía ½ cucharada de aceite por encima.

2. Mezcla bien y transfiere a una bandeja para hornear. Extiéndelo en una sola capa.

3. Precalienta el horno a 450 ° F (230°C) durante unos 15-20 minutos o dorar en algunos lugares.

4. Agrega el aceite restante en la sartén.

5. Pon la carne y la cebolla y cocina hasta que se doren.

6. Agrega la salsa Worcestershire, la sal y el ajo en polvo y mezcla bien. Apaga el fuego y transfiere a una fuente para hornear.

7. Agrega la leche y la maicena en una cacerola y bate bien. Coloca una cacerola a fuego medio-alto.

8. Revuelve constantemente hasta que espese. Agrega el queso cheddar, la cúrcuma y la sal y mezcla bien. Revuelve constantemente hasta que el queso se derrita.

9. Vierte la salsa de queso sobre la mezcla de carne. Esparce brócoli encima.

10. Agrega el huevo, las papas fritas, la sal y la pimienta en un bol y mezcla bien. Extiéndelo sobre el brócoli. Rocía con aceite en aerosol.

11. Precalienta el horno a 400 ° F (200°C) y hornea por 20-30 minutos o hasta que dore en algunos lugares.

12. Retira del horno y decora con pimentón.

13. Deja enfriar 10 minutos y sirve.

Tabla Nutricional:

Calorías: 410, Grasas: 19 g, Carbohidratos: 25 g, Proteínas: 30 g

10. Mini panes de carne rellenos de queso cheddar con glaseado de chipotle

Tiempo de Preparación: **15 minutos**

Tiempo de Cocción: **40 minutos**

Porciones: **2**

Ingredientes:

- ½ libra de carne molida magra
- 3 cucharadas de pan rallado integral fino y seco
- 3 cucharadas de kétchup
- ½ cucharadita de comino molido
- Pimienta recién molida al gusto
- 1/8 de cucharadita de chile chipotle molido
- 1 cebolla pequeña, finamente picada
- 1 huevo pequeño
- 1 cucharadita de chile en polvo
- Sal al gusto
- ¼ de taza de queso cheddar extra fuerte rallado

Instrucciones:

1. Engrasa 2 platos para hornear pequeños o moldes para pan con aceite en aerosol. Colócalos en una bandeja para hornear.

2. Pon a un lado el queso, el chile chipotle y 2 cucharadas de kétchup y agrega el resto de los ingredientes en un bol. Mezcla bien.

3. Divide en partes iguales y coloca en los moldes preparados. Con el dedo, haz un corte profundo de aproximadamente 1 ½

pulgada a lo largo de la línea central en la parte superior de los panes de carne.

4. Espolvorea una cucharada de queso en esta hendidura en cada uno de los panes de carne. Presiona los bordes de los cortes para que el queso quede relleno en los panes de carne.

5. Agrega el chile chipotle y 2 cucharadas de kétchup en un tazón y revuelve. Cepilla esta mezcla sobre los panes de carne.

6. Coloca los panes de carne junto con la bandeja para hornear en un horno precalentado.

7. Hornea a 450 ° F (230°C) durante 20-30 minutos o hasta que un termómetro para carne cuando se inserte en el centro de los panes de carne muestre 165 ° F (75°C).

8. Sirve caliente.

Tabla Nutricional:

Calorías: 380, Grasas: 7 g, Carbohidratos: 18 g, Proteínas: 37 g

CAPÍTULO 16

OTROS TIPOS DE AYUNO INTERMITENTE

Elegir la dieta adecuada para ti dependerá de algunas cosas. Debes considerar lo que estás tratando de ganar con el ayuno intermitente. Entonces, deseas ver cuál de estas adaptaciones es óptima para lograr esos objetivos particulares. Presta atención a cualquier consideración que pueda tener.

Si decides que el que has elegido no se adapta a tus necesidades o te sientes demasiado exigente para mantenerlo después de alguna prueba y error, considera intentar una adaptación diferente. Sin embargo, asegúrate de darles a todos un esfuerzo de al menos algunas semanas para asegurarte de que los desafíos no sean simplemente acostumbrarte a tu nueva dieta.

12 Horas de Ayuno

La persona promedio ayuna alrededor de unas ocho horas cada noche. Entonces, el ayuno de 12 horas no está muy lejos de lo que probablemente ya haces naturalmente en tu vida diaria. Cuando sigues la dieta de ayuno de 12 horas, deseas mantener la misma duración de ayuno y comer ventanas todos los días.

Completar la dieta rápida de 12 horas no debería requerir demasiada adaptación a tu rutina alimentaria habitual. Sin embargo, es probable que ya hayas comido lo suficientemente cerca de este tipo de programa en tu vida diaria. El mayor ajuste a este tipo de ayuno es que debes eliminar los bocadillos nocturnos. Sin embargo, los bocadillos nocturnos tienden a ser la principal forma en que las personas consumen alimentos entre las 19:00 y las 7:00. Dejar de lado este hábito puede ayudarte a lidiar con los ciclos de ayuno intermitentes y obtener muchos beneficios sin cambios drásticos.

Otra razón por la que esta dieta puede ser más fácil para los principiantes es que todavía tienes mucho tiempo para comer la misma cantidad de calorías por día de lo que estás acostumbrado. Otras dietas con ventanas dietéticas más cortas generalmente no te permiten suficiente tiempo para comer tantas calorías en tu día, lo que lleva a una fase de transición a medida que se acostumbra a tus nuevos ciclos alimentarios.

El ayuno de 12 horas es una práctica excelente para quienes recién comienzan con el ayuno intermitente. Alternativamente, puede ser una mejor consideración para aquellos que no pueden participar en una variación de dieta más intensa por razones de salud. Es fácil de adaptar y puede ayudarte a mantener cualquier otra necesidad dietética que tenga que considerar, ya que no requiere ningún cambio sustancial en tus hábitos alimenticios actuales.

Saltarse las comidas

Saltarse las comidas es una forma extremadamente flexible de ayuno intermitente, que puede proporcionar todos los beneficios del ayuno intermitente pero con una planificación menos rígida. Si no eres alguien que tiene un horario típico o sientes que te servirá una variación más rigurosa de la dieta de ayuno intermitente, saltarse las comidas es viable.

Muchas personas que optan por omitir comidas descubren que es una excelente manera de escuchar a sus cuerpos y seguir sus instintos básicos. Si no tienen hambre, no comen esa comida. En cambio, esperan a la siguiente. Saltarse las comidas también puede ayudar a las personas que tienen limitaciones de tiempo y no siempre pueden comer una comida específica.

La mejor manera de omitir comidas con éxito es aprender a estar en sintonía con tu cuerpo y concentrarte en lo que necesitas. A menudo, las personas descubren que no tienen hambre más de 3 veces al día. Entonces, en lugar de comer varias veces, solo comen cuando tienen hambre.

Es esencial darse cuenta de que no siempre es posible saltarse las comidas para mantener una ventana de ayuno de 10 a 16 horas. Es posible que no obtengas todos los beneficios de otras dietas de ayuno. Sin embargo, esta podría ser una excelente solución para una dieta de ayuno intermitente que se siente más natural. También podría ser una gran idea para aquellos que buscan comenzar a escuchar más a sus cuerpos para que puedan adaptarse más fácilmente a variaciones de dieta más intensas. Puede ser una excelente dieta de transición para ti si no estás listo para saltar a una de las otras dietas de ayuno.

Ayuno de la dieta del guerrero

La forma más extrema de ayuno intermitente se conoce como dieta del guerrero. Este ciclo de ayuno intermitente sigue una ventana de ayuno de 20 horas con una ventana de consumo corta de 4 horas. Durante ese período de alimentación, las personas deben consumir solo frutas y verduras crudas. También pueden comer una comida copiosa. Por lo general, la ventana para comer ocurre por la noche, por lo que las personas pueden comer bocadillos durante la noche, comer una comida abundante y luego reanudar el ayuno.

Debido a la duración del ayuno que tiene lugar durante la dieta del guerrero, las personas también deben consumir un nivel relativamente abundante de grasas saludable. De esta forma, le darás al cuerpo algo para consumir durante el ayuno con el que producir energía. También se puede incorporar una pequeña cantidad de carbohidratos para apoyar los niveles de energía.

Las personas que comen la dieta del guerrero tienden a creer que los humanos son comedores nocturnos naturales y que no estamos destinados a comer durante el día. La creencia es que comer de esta manera sigue nuestros ritmos circadianos naturales, lo que permite que nuestro cuerpo funcione de manera óptima.

Las únicas personas que deberían considerar seguir la dieta del guerrero ya han tenido éxito con otras formas de ayuno intermitente y están acostumbradas. Intentar incorporarse directamente a la dieta del guerrero puede tener graves repercusiones para cualquier persona que no esté acostumbrada al ayuno intermitente. Aun así, aquellos que están acostumbrados pueden encontrar este estilo particular demasiado extremo para mantenerlo.

Es fundamental que si sigues la dieta del guerrero, tengas mucho cuidado con tu salud. Es posible que descubras que estás desnutrido o que luchas con otros problemas de salud si no tienes cuidado. Estos problemas de salud son contradictorios y aumentan el riesgo de contraer enfermedades como el cáncer en lugar de disminuirlo.

Aquellos que han aprendido a comer de acuerdo con las formas de la Dieta del Guerrero se acostumbran a afirmar que gozan de excelente salud. Suelen tener excelentes niveles de energía, depósitos de grasas mínimos y sistemas más saludables en general. Eso es si mantienen su nutrición dentro de esa ventana de alimentación de 4 horas, aquellos que no han tenido un gran éxito con esta dieta y que a menudo les resulta difícil mantenerla.

Días alternos

Alternar el día en el que ayunas es una variación común de la dieta de ayuno intermitente. También pasa a tener muchas de sus adaptaciones únicas. Por lo general, lo que eliges se basa en lo que te hace sentir mejor y te ayuda a obtener los mejores resultados.

Algunas personas optan por evitar por completo los alimentos sólidos en sus días de ayuno, mientras que otras consumen hasta 500 calorías. Los días en que la persona suele comer, puede comer tanto como quiera. Esta es una versión extrema de la dieta de ayuno intermitente, y es posible que se necesite más trabajo para aclimatar tu cuerpo a este hábito dietético para que puedas mantenerlo adecuadamente. También puedes comenzar a comer hasta 500 calorías y luego reducir a no tener sólidos en los días de ayuno, o puedes quedarte con 500 calorías al día.

Los estudios han demostrado que la alternancia de días de ayuno es eficaz para ayudar a las personas con la salud de tu corazón. También es una variación increíble para las personas que quieren perder peso. Un estudio realizado encontró que la persona promedio perdió alrededor de 11 libras (5kg) durante 12 semanas usando esta dieta.

Debido a lo extrema que puede ser esta dieta de ayuno, no es ideal para nadie que nunca haya ayunado antes. Incluso si has ayunado de forma natural durante períodos bastante largos, primero debes trabajar para apoyar intencionalmente una variación más relajada de la dieta de ayuno intermitente antes de pasar a días alternos. También debes evitar este estilo de ayuno si estás lidiando con ciertas condiciones médicas, ya que puedes dañarlo. Si consideras la dieta en días alternos para el ayuno intermitente, asegúrate de informar a tu médico acerca de tus planes específicos. Esto puede ayudarlos a determinar cuál sería la decisión correcta para evitar impactos negativos en la salud.

CAPÍTULO 17

QUÉ COMER DURANTE EL AYUNO INTERMITENTE

Hay algunos de los alimentos que simplemente debes incluir en tu dieta mientras haces el ayuno.

Agua

Este es el elemento imprescindible a consumir cuando se retoma el ayuno intermitente. El agua puede actuar como un elixir a la hora de adelgazar. Debes mantener tu cuerpo hidratado y asegurarte de que todas las toxinas se disuelvan y eliminen. Todos tus órganos necesitan agua para mantenerse frescos y saludables; desde el hígado hasta el intestino y el tracto digestivo, el agua ayuda a que estos órganos funcionen sin problemas.

Bebe al menos de 8 a 10 vasos de agua al día y concéntrate más en el período de ayuno. Puedes consumir agua con fruta. Esto se refiere al agua que tiene infusiones de frutas y hierbas. Llena un frasco con agua y agrega frutas y hierbas como naranjas, limones, hojas de menta y una pizca de canela. Consume esto cada pocas horas. Recuerda que el ayuno intermitente puede resultar bastante agotador y provocar efectos secundarios como dolores de cabeza y náuseas. En tal caso, solo el agua puede ayudarte y acabar con estos.

El pescado puede considerarse un alimento milagroso, ya que puede ayudar significativamente a perder peso. Según las pautas dietéticas, las personas deben consumir al menos de 6 a 8 onzas de pescado cada semana. El pescado contiene muchos nutrientes. Es rico en Grasas, Proteínas y Vitamina D. Esto significa que no tienes que preocuparte por negarle a tu cuerpo estos nutrientes tomando el ayuno. No tienes que buscar suplementos si puedes consumir pescado con regularidad. El pescado también es rico en DHA, que ayuda al desarrollo del cerebro. Verás que tu mente está más fresca y podrás pensar bien. Tu productividad aumentará y el estrés se reducirá.

Aguacate

Quizás te preguntes por qué el aguacate está en esta lista, considerando que es uno de los alimentos más grasosos. Sin embargo, debes comprender que la fase de ayuno puede afectar tu cuerpo y consumir alimentos que lo mantengan activo. Es rico en grasas monoinsaturadas, lo que es ideal para aquellos que tienden a tener hambre bastante rápido. Te mantiene lleno por más tiempo. No se encontrará extendiendo la mano para comer un bocadillo. El aguacate es bastante versátil y se puede agregar a tu menú de desayuno o almuerzo. Aquellos que tienden a incluirlo en tu menú de desayuno generalmente pueden pasar más tiempo sin comer, sin quejarse de hambre.

Verduras de hoja verde

Las verduras de hoja verde están cargadas de múltiples nutrientes que son excelentes para tu cuerpo. Estos incluyen los gustos de la col rizada (kale), brócoli, lechuga, etc. Estos están cargados de fibra. La fibra mantiene tu cuerpo en funcionamiento cuando sufres de problemas digestivos como el estreñimiento. Seguro que lo pasarás cuando adoptes el ayuno intermitente. En tal caso, se vuelve mucho más importante consumir estos vegetales para mantener tu estómago en buena forma.

La fibra también hace que te sientas más lleno y no sientas mucha hambre entre comidas.

Papas

Las papas son ricas en carbohidratos que pueden mantenerte satisfecho durante horas. Asegúrate de cocinarlas al vapor y triturarlas o asarlas sin aceite ni grasa. Freírlas nunca es una opción. Puedes consumirlas con la piel puesta ya que contiene mucha nutrición.

Probióticos

Cuando se trata de la digestión, tanto el hígado como el intestino juegan un papel vital. Ambos necesitan una dosis saludable de probióticos para funcionar de manera óptima. Si tienes un intestino no saludable, puedes sufrir efectos secundarios como estreñimiento e incluso síndrome del intestino permeable. Para combatirlos, debes consumir tantos probióticos como sea posible. Algunos alimentos naturales ricos en probióticos incluyen kombucha y kéfir. Agrega estos a tus comidas y seguramente experimentarás beneficios positivos. Una alternativa es optar por suplementos probióticos. Asegúrate de saber cuáles elegir. Puedes consultar a un médico primero.

Bayas surtidas

No hay nada mejor que consumir bayas frescas por las mañanas. Están cargadas de antioxidantes y nutrientes vitales necesarios para mantener tu cuerpo sano. Las fresas, frambuesas, arándanos y grosellas son excelentes para ti. Colócalas en la licuadora con un poco de leche o yogur para hacer un batido. Según los estudios, quienes consumían bayas con regularidad se mantuvieron dentro de su peso corporal ideal y no aumentaron demasiado de peso durante períodos más largos.

Huevos

Un aspecto esencial de la pérdida de peso es desarrollar músculos magros. Los músculos magros reemplazan a los normales y evitan que la grasa se almacene. Puedes desarrollar músculo magro consumiendo alimentos ricos en proteínas. Una fuente importante de proteínas son los huevos. Aquellos que consumen huevos para el desayuno están en una mejor posición para desarrollar músculos magros y no pasar hambre antes de la próxima comida. Los huevos pueden ser bastante versátiles y cocinarse de la forma que desees. Déjalos hervir el día anterior para que tenga una comida lista al día siguiente. Simplemente tíralos en una sartén para revolverlos. Solo se necesitan unos minutos para cocinarlos.

Cereales integrales

Un aspecto de mantener una dieta limpia y saludable es optar por cereales integrales. El ayuno intermitente promueve el consumo de estos, ya que son más fáciles de digerir para el cuerpo y mantienen limpio el sistema. También están cargados de proteínas y fibra. No te limites a lo habitual como el trigo y la avena y opta por algo diferente como el búlgaro, el amaranto y el lino.

Nueces

Las nueces son grasas, pero contienen grasas buenas. No toda la grasa es mala, ya que también puede haber algo de grasa buena. Se dice que las grasas poli-insaturadas son buenas para el cuerpo y pueden mantener la sensación de saciedad durante más tiempo. No sentirás hambre si masticas nueces o almendras. Pero asegúrate de incluirlas en tus platos principales y no las comas entre comidas. Comerlas de esa manera puede hacer que te sientas lleno e interrumpir tu plan de alimentación. No te preocupes por el aspecto calórico. Los frutos secos no son tan calóricos como podrías haber pensado. Contienen muchas menos calorías que algunos de los otros alimentos grasos que la gente sueles comer.

Éstos son super alimentos que debes incluir en tu dieta mientras realizas el ayuno intermitente.

Alimentos que se deben evitar durante el Ayuno Intermitente

Alimentos procesados

Los alimentos procesados incluyen galletas, barquillos, papas fritas, pasteles y bebidas azucaradas como la cola. Estos solo aumentarán tus angustias y contrarrestarán tus objetivos de pérdida de peso. Intenta evitarlos a toda costa.

Comida chatarra

Asegúrate de evitar toda la comida chatarra de tu dieta. No debe haber lugar para hamburguesas, pizzas y pastas que contengan mucha grasa.

Alcohol

Aunque se dice que el vino es bastante saludable, sería mejor limitarlo a solo 1 porción por semana. Haz todo lo posible para evitar consumir licor fuerte.

Con el ayuno intermitente, muchas personas tienden a seguir sus hábitos alimenticios habituales en términos de los alimentos específicos que ponen en su plato durante cada comida. Esperan perder peso solo porque han ayunado durante la mañana, la noche y la tarde.

Así como existen muchos alimentos que seguro puedes incluir en tu dieta para ayudarte a perder ese peso extra que te está preocupando, también hay algunos alimentos que siempre debes tratar de evitar si tu objetivo es adelgazar.

CAPÍTULO 18

AYUNO INTERMITENTE Y PÉRDIDA DE PESO

Los beneficios para la pérdida de peso pueden derivarse del ayuno intermitente. Hemos establecido cómo cualquier método de ayuno intermitente puede llevarte a perder peso y no recuperarlo. La razón principal por la que la mayoría de las personas practican el ayuno intermitente es para perder peso y sentirse mejor consigo mismas. Puedes expandir tu potencial de pérdida de peso siguiendo algunas pautas simples pero efectivas.

Causa del aumento de peso y la obesidad

Tu dieta regular juega un papel fundamental para detenerte en tus esfuerzos por perder peso. Una dieta alta en grasas y azúcares solo lo llevará a ganar peso y aumentará la dificultad para perder esos kilos de más. Además, es posible que también estés experimentando algunos problemas de salud.

La razón principal por la que estás aumentando de peso no es tanto la cantidad de calorías que consumes como las derivadas del azúcar, las grasas y los carbohidratos, sino el hecho de que tu cuerpo se sobrecarga con ellos. Esta sobrecarga hace que tu cuerpo se quede atrás y se vuelva incapaz de procesar todas estas sustancias.

Después de un cierto período, se vuelven tóxicos en tu cuerpo y pueden causarle intoxicación. Esta intoxicación se puede manifestar de diversas formas y puede provocar diversos resultados.

Por ejemplo, podría intoxicarse con altos niveles de azúcar en tu sistema. Además de tener un nivel alto de azúcar en sangre, que es un precursor de la diabetes, es posible que tengas problemas para dormir, erupciones cutáneas e incluso visión borrosa. Estos son algunos de los síntomas de los niveles altos de azúcar en sangre.

Pero lo que le hace a tu cuerpo tener niveles tan altos de azúcar en la sangre es que se intoxica hasta un punto en el que tanto tu sistema digestivo como tu metabolismo no pueden funcionar rápidamente para mantenerse al día con las calorías aceleradas. Esto es especialmente cierto si comes todo el día o si te das atracones. Dado que tu cuerpo no puede mantenerse al día, tu sistema digestivo encontrará la mejor manera de hacer frente. En ese sentido, tu sistema digestivo puede comenzar a dejar de descomponer los alimentos en nutrientes y enviarlos directamente al hígado.

Cuando esto sucede, comienzas a desarrollar una afección conocida como "hígado graso". Cuando finalmente tienes un hígado graso, tu sistema digestivo es esencialmente incapaz de procesar ningún alimento. Entonces, lo que hace el cuerpo es enviarlos directamente a los depósitos de grasa.

La mayoría de la gente no se da cuenta de que podría estar consumiendo más calorías de las bebidas que de los alimentos. Las bebidas como los refrescos azucarados y las bebidas de frutas causarán estragos en tu metabolismo. Además, las bebidas energéticas y deportivas también afectarán tu cuerpo. Por lo general, estos son ricos en varios tipos de productos químicos o pueden contener edulcorantes artificiales, algunos de los cuales se han considerado peligrosos para el consumo humano.

Estas bebidas deportivas y energéticas pueden darte un impulso temporal de energía y concentración, pero solo sirven para intoxicar tu cuerpo. Una buena señal de esta intoxicación es cuando necesitas consumir una cantidad cada vez mayor de estas bebidas para lograr los mismos resultados.

Hemos indicado que el enfoque del ayuno intermitente no requiere la restricción de ningún alimento de ninguna manera. Requiere la moderación de las porciones de alimentos y la implementación de una dieta equilibrada.

Una mayor cantidad de frutas, verduras, proteínas magras, cereales integrales, fibra y grasas saludables son componentes esenciales de un estilo de vida saludable. Se recomienda que comiences a ver cómo puedes comenzar a cambiar los hábitos alimenticios en días regulares para que dejes de lado gran parte de las cosas procesadas y consumas más cosas frescas y saludables. Esto requiere un cambio de patrón en tu forma de pensar acerca de los alimentos que consumes y tus porciones.

Si limitas el tamaño de las porciones y la cantidad de veces que comes ciertos alimentos, ya estás en camino de perder peso y no recuperarlo.

Cuando empieces por establecerse con una dieta equilibrada durante sus días regulares, tus días de ayuno se acelerarán. Tú pondrás en marcha tus hábitos de pérdida de peso y el peso comenzará a bajar.

Lo mejor de todo es que si combinas una dieta sólida con ejercicio regular, estarás bien encaminado para crear una versión increíblemente en forma y saludable. Esto te permitirá procesar mejor los alimentos, revertir algunas de las condiciones adversas en tu cuerpo y te ayudará a recuperar la confianza en tu apariencia y sensación. Estas son solo algunas de las formas en que puedes beneficiarte de la pérdida de peso a través del ayuno intermitente.

El cuerpo puede adaptarse a los cambios en la ingesta calórica de tal manera que el cuerpo encontrará las mejores formas de continuar acumulando calorías según tu cableado.

Aquí es donde el ayuno intermitente brinda la oportunidad de obligar al cuerpo a mantenerse alerta.

A medida que envejecemos, somos más sedentarios y ciertamente sobrecargamos el consumo de alimentos, el cuerpo acumula más y más calorías. Por lo tanto, cuando intentas reducir tu consumo reduciendo las porciones o simplemente salteándose las comidas, tu cuerpo se adaptará rápidamente a eso y volverá a sus formas de acumular calorías.

Es por eso que el ayuno intermitente te brinda la oportunidad de perder peso al mezclar tu metabolismo. El cuerpo continúa consumiendo calorías para mantener el cuerpo funcionando en todos los cilindros. Mientras no se muera de hambre y active el modo de inanición, el cuerpo comenzará a atraer sus reservas hacia el cuerpo con fuerza.

Cuando ayunas, el cuerpo consumirá todo lo que tenga en el torrente sanguíneo, es decir, la última ingesta de alimentos que tomaste antes de comenzar tu período de ayuno. Cuando eso sucede, esa ingesta eventualmente se agota y el cuerpo necesita extraer energía de algún lugar. Se sumergirá en sus reservas de grasa y convertirá la grasa corporal en glucosa para que pueda utilizarse como energía. Empieza a consumir grasa corporal y a aprovechar al máximo tu período de ayuno.

Las cosas se ponen peligrosas cuando ayunas durante demasiado tiempo y activas el modo de inanición. Cuando esto sucede, tu cuerpo comenzará a quemar músculo en lugar de grasa y hará que pierdas peso.

Cuando tu metabolismo se acelera, lo que está haciendo hace que tu cuerpo procese los alimentos más rápido y convierta los nutrientes en energía antes de que se almacenen como grasa en el cuerpo. Si caes en una rutina, tu cuerpo se adaptará y se estancará. Cuando veas que estás comenzando a estancarte, es hora de volver a mezclar las cosas. Todo lo que tienes que hacer es un plan de cambios a medida que avanzas.

Por ejemplo, decides que tus días de ayuno serán los lunes y jueves. Después de algún tiempo, esto puede volverse predecible para el cuerpo. Entonces, puedes planear mezclar las cosas después de dos meses y ayunar los martes y sábados.

El motivo del cambio es que estás cambiando los días y el tiempo entre esos días. Después de los próximos dos meses, puedes optar por ayunar en días diferentes o volver al último arreglo. En cualquier caso, le estás dando a tu cuerpo de forma proactiva.

Al mezclar las cosas continuamente, te asegurarás de que tu cuerpo no tenga la oportunidad de adaptarse. Te acostumbrarás a tu nuevo plan de alimentación. Esto te ayudará a lograr tus planes de pérdida de peso y te ayudará a mantener tu peso.

El ayuno intermitente es una forma importante de mejorar tu salud en general, perder peso y crear un plan para toda la vida que te ayudará a mantenerte en forma y no perder peso. Este nuevo estilo de vida comienza con un cambio de mentalidad. Asegúrate de tener una dieta lo más equilibrada posible.

Puedes diseñar tus planes de ayuno intermitente eligiendo cualquiera de los métodos que hemos descrito aquí. Tal vez te guste pasar del método 5:2 al 16/8 al método Eat-stop-eat. Cualquiera que sea la forma que elijas para abordar tus planes de ayuno intermitente, comenzarás a ver los resultados en la reducción de la grasa corporal, la pérdida de peso y la mejora general de tu salud.

CAPÍTULO 19

CONSEJOS PARA EL AYUNO INTERMITENTE PARA EL ÉXITO

Si bien el ayuno intermitente es beneficioso, puede ser un desafío comenzar hasta el punto en que tu cuerpo se adapte a un nuevo horario. Hay algunos consejos que pueden ayudarte a encaminarte hacia el éxito.

Ten una conversación contigo mismo

El ayuno intermitente tiene una amplia variedad de beneficios comprobados, pero eso no significa que sea para todos. Antes de intentar un ayuno, es esencial tener un diálogo real contigo mismo y considerar tu autodisciplina, tu apego actual a la comida y cualquier actividad regular que dificultaría el ayuno, tu estilo de vida general y tu nivel de ejercicio. Decidir probar un régimen de ejercicios diferente es mucho más fácil el primer día que después de luchar durante una semana o más de ayuno.

Mira tu respuesta

Si bien es esencial controlar cómo responde tu cuerpo al ayuno intermitente, es doblemente importante controlar tus signos vitales durante la fase inicial cuando tu cuerpo se está adaptando a los nuevos tiempos de alimentación. Se espera cierta incomodidad durante las primeras tres o cuatro semanas. Cualquier cosa más larga debe discutirse con un médico lo antes posible.

Mientras tu cuerpo se adapta al ayuno intermitente, habrá ocasiones en las que perderás peso y tu cuerpo tratará de mantener todas las calorías que tiene. Esto es natural y se espera que tu cuerpo reajuste sus niveles hormonales.

Bebe mucha agua

Esto no significa mantenerse hidratado, lo cual es un buen consejo independientemente, significa beber al menos un galón de agua cada día. Te ayudará a sentirte lleno y garantizará que tu cuerpo continúe procesando toxinas normalmente, incluso si te estás aferrando a todas sus grasas debido a la transición. De todos modos, este es un buen ejercicio para la mayoría de las personas, ya que aproximadamente el 40 por ciento de los adultos están caminando en este momento en un estado leve de deshidratación. Si la sed no se trata durante el tiempo suficiente, comienza a manifestarse como hambre, por lo que mantenerse hidratado lo mantendrá lleno por más tiempo de dos maneras.

Usa la cafeína como una herramienta

Cuando empieces a entrenar a tu cuerpo para que espere alimentos con menos frecuencia. Beber café negro o un refresco sin calorías cada 3 o 4 horas puede hacer que sea más fácil superar los primeros ayunos, ya que se sabe que la cafeína suprime el apetito de forma activa. Es esencial no exagerar, ya que se sabe que muchos edulcorantes artificiales causan problemas de salud cuando se consumen en grandes cantidades. Además, es importante no comenzar a depender de la cafeína hasta el punto de que tu cuerpo no se adapte al horario de ayuno. Siéntete libre de usar tanta cafeína como necesites para pasar los primeros días de ayuno, pero mantén tu ingesta bajo control a partir de ahí, ya que deseas que tu cuerpo desarrolle nuevos hábitos, no simplemente que tu apetito se atrofie por la cafeína.

Si bien es probable que primero veas la pérdida de peso a medida que tu cuerpo se adapte a menos Calorías en tu sistema en promedio, esto probablemente comenzará y terminará durante tu tiempo de ayuno. Especialmente después de las primeras semanas de la transición, ya que tu cuerpo intenta aferrarse a todo lo que tiene hasta que pueda descubrir qué está pasando. Sin embargo, una vez que llegue al programa, las cosas deberían continuar como se esperaba.

Cada dieta tendrá períodos de pérdida de peso, que es simplemente una parte de la pérdida de peso que no se puede mitigar. Mientras se quede, eventualmente se reanudará la pérdida de peso constante. Lo peor que puedes hacer es intentar cambiar las cosas para volver a encarrilar la pérdida de peso, ya que eso solo hará que sea más difícil para tu cuerpo comenzar a perder peso una vez más.

Busca qué hacer

Cuando comienzan a ayunar, el primer instinto que tienen muchas personas es abstenerse de hacer cualquier cosa que no sea esencial para evitar la pérdida de todas las calorías posibles. Desafortunadamente, este es un plan terrible para poner en práctica, ya que el beneficio neto es insignificante y la angustia mental por la que te has sometido lo superará con creces. Esto se debe a que el tiempo que pasas sin hacer nada es tiempo que, en la práctica, te dedicarás a observar cada segundo que pasa con la esperanza de forzar la hora en que puedes romper tu ayuno.

Como tal, el truco para hacer que las últimas horas de cualquier ayuno transcurran lo más rápido posible es encontrar una actividad que no sea difícil pero que requiera una cantidad razonable de concentración. Hacerlo te ayudará a asegurarte de que puedas volver a comer antes de que te des cuenta. También es importante asegurarte de que la tarea que elijas no sea demasiado difícil, ya que es probable que tu mente no esté en su mejor momento en este punto, pero que ocupe lo suficiente de tu atención como para dejar de prestar atención a las manecillas del reloj.

Cíñete a ejercicios de baja intensidad: Si planeas hacer ejercicio mientras ayunas, debes limitar tu cardio a una variedad de baja intensidad, lo que equivale a un trote ligero o 10 minutos, siempre y cuando no te esfuerces más allá de tus límites.

Es importante tomarse el tiempo para escuchar las señales que da tu cuerpo y tomar un descanso inmediatamente si así lo sientes. Si ignoras lo que tu cuerpo está tratando de decirte y lo intentas, solo harás que el resto de tu entrenamiento parezca inmanejable.

Lo estándar es que desees tomar entre 20 y 30 gramos de Proteínas cada cuatro horas mientras está despierto. Si bien el ayuno intermitente hace que esto sea inalcanzable, de todos modos querrás ingerir entre 80 y 120 gramos de Proteínas por día. Si planeas un entrenamiento de fuerza serio, querrás hacerlo entre dos refrigerios, sino dos comidas completas.

Ten en cuenta que los bocadillos serán tus amigos, siempre y cuando tu plan de ayuno intermitente los apoye. Un refrigerio o una comida consumida entre 3 y 4 horas antes de un entrenamiento deberían ser suficientes para mantener el nivel de azúcar en sangre alto mediante un ejercicio estándar, o entre 1 y 2 horas si es vulnerable a niveles bajos de azúcar en sangre. Estas comidas deben incluir Proteínas estabilizadoras del azúcar en sangre y Carbohidratos de acción rápida, como dos tostadas con rodajas de plátano y mantequilla de maní. En algún momento de las dos horas posteriores a tu entrenamiento, querrás probar y consumir aproximadamente 20 gramos de Proteínas y 20 gramos de Carbohidratos para asegurar el máximo crecimiento muscular y obtener tus reservas de glucógeno lo suficientemente altas como para mantener la energía hasta que sea el momento de volver a comer.

CONCLUSIÓN

El ayuno intermitente es un fenómeno nuevo en la dieta que está aquí para durar. Tiene muchos beneficios para la salud y también para la mente todos los días. Una de las razones por las que el ayuno intermitente tiene tanto éxito es que hay menos tiempo para comer durante el día. Tú comes solo de 6 a 8 horas con ayuno intermitente, mientras que la mayoría de las personas hacen lo contrario al comer de 16 a 18 horas al día. El ayuno es una de las prácticas curativas más antiguas de la historia humana observadas por casi todas las religiones y culturas del mundo. Los consumidores de todo el mundo se dan cuenta de que el ayuno intermitente acelerará la pérdida de peso de una manera que no puedes lograr la restricción de calorías por sí sola.

Hay mucha información que respalda los efectos del ayuno intermitente, pero los consumidores a menudo sospechan de su salud y están justificadamente preocupados. Pero, ¿es seguro el ayuno intermitente? La respuesta rápida es sí. El ayuno intermitente es saludable a menos que comas los alimentos adecuados para tus objetivos de bienestar y fitness. A continuación, desglosamos la verdad sobre cómo se puede utilizar el ayuno intermitente para apoyar tu salud.

La mayoría de las personas adoptan una dieta de ayuno intermitente y no es un truco biológico poco común. La razón principal por la que las personas practican el ayuno intermitente es la pérdida de peso. Sin embargo, el ayuno intermitente ofrece otros beneficios para el cuerpo. Además, el ayuno es una parte cotidiana de las prácticas culturales y religiosas. El ayuno intermitente no se trata de cortar la comida por completo, omitir comidas o no comer durante una cantidad arriesgada de días al final; se trata de comer en determinados momentos y no comer en otros momentos, o de comer en "ciclos", como suele conocerse. Estás restringiendo las calorías con ayuno intermitente en el que comes en diferentes momentos del día o en ciertos días. En un ciclo de ayuno, compensa la falta de nutrientes mejorando sus nutrientes con otras comidas y potencialmente suplementos durante un período en el que come.

El ayuno intermitente tampoco es una dieta basada en calorías. Las dietas bajas en calorías al principio tienen una reputación de éxito y luego fracasan cuando la persona comienza a desarrollar antojos. Tampoco se trata solo de no comer. Es más un trastorno alimenticio y los trastornos alimenticios de la anorexia son un problema más severo; simplemente minimizar los alimentos que consumes puede no hacerlo más saludable. Siempre que comas los alimentos adecuados para tus objetivos de salud y estado físico mediante alimentos o bebidas, el ayuno intermitente es perfectamente saludable.

Aunque el ayuno intermitente es saludable, no es una forma de dieta que todos podamos usar. En primer lugar, hable con un asesor sobre el ayuno intermitente, especialmente si ha identificado problemas médicos antes de comenzar tu rutina. Si no tienes claro si el ayuno intermitente es apropiado para ti, esta lista podría indicar explicaciones para tal vez no hacerlo. Si tienes un trastorno alimentario o anteriormente tuviste un trastorno alimentario, podría ser más seguro detener el ayuno intermitente.

Si bien el ayuno intermitente disminuye la insulina y puede ayudar a evitar la diabetes, es posible que no sea un enfoque exitoso en ciertas situaciones. Si tienes diabetes, es mejor hablar con el médico porque las variaciones en la diabetes tipo 1 y la diabetes tipo 2, en tu caso particular, pueden significar que no tienes el ayuno intermitente correcto.

A veces, después de haber alcanzado tu objetivo de pérdida de peso, puede resultar difícil controlar el ayuno intermitente. Sin embargo, no tiene por qué ser difícil ceñirse a tu estilo de vida centrado en el ayuno. Tienes que tener la actitud correcta y las rutinas adecuadas, para que nunca te rindas y nunca socaves los resultados que has logrado.

www.ingramcontent.com/pod-product-compliance
Lightning Source LLC
Chambersburg PA
CBHW081228250726

48654CB00012B/1255